Regina Rettenbach

Psychotherapie-Prüfung: Das Aufgabenheft

Regina Rettenbach

Psychotherapie-Prüfung: Das Aufgabenheft

Fragensammlung mit Antworten

Schattauer Stuttgart New York

Bibliografische Information der Deutschen Nationalbibliothek
Die Deutsche Nationalbibliothek verzeichnet diese Publikation in der Deutschen Nationalbibliografie; detaillierte bibliografische Daten sind im Internet über <http://dnb.ddb.de> abrufbar.

Besonderer Hinweis:
Die Medizin unterliegt einem fortwährenden Entwicklungsprozess, sodass alle Angaben, insbesondere zu diagnostischen und therapeutischen Verfahren, immer nur dem Wissensstand zum Zeitpunkt der Drucklegung des Buches entsprechen können. Hinsichtlich der angegebenen Empfehlungen zur Therapie und der Auswahl sowie Dosierung von Medikamenten wurde die größtmögliche Sorgfalt beachtet. Gleichwohl werden die Benutzer aufgefordert, die Beipackzettel und Fachinformationen der Hersteller zur Kontrolle heranzuziehen und im Zweifelsfall einen Spezialisten zu konsultieren. Fragliche Unstimmigkeiten sollten bitte im allgemeinen Interesse dem Verlag mitgeteilt werden. Der Benutzer selbst bleibt verantwortlich für jede diagnostische oder therapeutische Applikation, Medikation und Dosierung.
In diesem Buch sind eingetragene Warenzeichen (geschützte Warennamen) nicht besonders kenntlich gemacht. Es kann also aus dem Fehlen eines entsprechenden Hinweises nicht geschlossen werden, dass es sich um einen freien Warennamen handelt.

E-Mail: info@schattauer.de
Internet: http://www.schattauer.de
Printed in Germany

Lektorat: Dipl.-Biol. Katja Ehmcke, Erlangen
Umschlagabbildung: Bruno Budrovic/Illustration Source/PICTURE PRESS
Satz: AZ Druck und Datentechnik GmbH, Kempten/Allgäu
Druck und Einband: AZ Druck und Datentechnik GmbH, Kempten/Allgäu

ISBN-10: 3-7945-2496-9
ISBN-13: 978-3-7945-2496-9

Vorwort

Was hat sich bei der Vorbereitung auf die schriftliche Approbationsprüfung bewährt?

Diese Frage stelle ich mir immer wieder, wenn ich meine Seminare für die Prüfungskandidaten und -kandidatinnen an der Wiesbadener Akademie für Psychotherapie (WIAP) überarbeite. Komprimierte Information zu den Stichpunkten aus den Gegenstandskatalogen des Instituts für medizinische und pharmazeutische Prüfungsfragen (IMPP) ist sicher eine wesentliche Komponente der erfolgreichen Prüfungsvorbereitung. Dieses Material ist in dem Buch „Die Psychotherapie-Prüfung“ *(Rettenbach R. Die Psychotherapie-Prüfung. Stuttgart: Schattauer 2005)* zusammengefasst. Es wird nun ergänzt durch das vorliegende Aufgabenheft, mit dem Sie sich „atmosphärisch“ auf die Prüfung einstimmen und konkret üben können.

Nach Angaben des IMPP haben bis zum Frühjahr 2006 mehr als 1400 Psychologische Psychotherapeuten und -therapeutinnen und über 280 Kinder- und Jugendlichenpsychotherapeuten und -therapeutinnen die Approbationsprüfung nach dem Psychotherapeutengesetz abgelegt. Die durchschnittlichen Ergebnisse sind erfreulicherweise recht gut, aber die Kandidaten und Kandidatinnen müssen einen gewissen Aufwand treiben, um die Prüfung erfolgreich ablegen zu können.

Die relativ überschaubaren gesetzlichen Vorgaben wurden vom IMPP in zwei umfangreichen Gegenstandskatalogen ausgearbeitet, die in der schriftlichen Prüfung durch sehr spezifische und differenzierte Aufgaben abgefragt werden. Das erfolgreiche Ablegen der Prüfung setzt daher eine intensive und gezielte Vorbereitung voraus. Zwar steht außer Frage, dass das Pauken von Grundlagenwissen kaum zur Qualifikation eines fähigen Psychotherapeuten oder einer fähigen Psychotherapeutin beiträgt, aber um die Hürde „Prüfung“ nehmen zu können, scheint das Repetieren und Üben von solchem Detailwissen unumgänglich zu sein. Möglicherweise wird dies zukünftig den geeigneten und begabten Nachwuchs vor der Ausbildung zurückschrecken lassen. Die Leiterin eines Ausbildungsinstitutes schreibt dazu bedauernd: „Und wer mit der ... Lebenserfahrung, der nötigen Vorbildung, möglicherweise einigen Jahren Berufserfahrung und gezielter Motivation soll sich zu einer vom Inhalt und Aufwand her komplexen und aufwändigen Ausbildung entscheiden können, wenn er/sie ... am Ende dieser Ausbildung unwürdige Crash-Kurse oder Repetitorien besuchen und schmalbrüstige Lehrbücher pauken muss – mit ungewissem Erfolg?“ (Wolff 2005[1]). Leider lässt sich an den Prüfungsbedingungen kurzfristig kaum etwas ändern und solange die Situation sich noch so darstellt wie zur Zeit, möchte ich Sie durch solche „unwürdigen Crash-Kurse oder Repetitorien“ und „schmalbrüstigen Lehrbücher“ bei der Prüfungsvorbereitung unterstützen.

Die Arbeit mit dem vorliegenden Aufgabenheft soll Ihnen helfen, ein Gefühl der Sicherheit für die Prüfung zu entwickeln. Sie bekommen die Gelegenheit, sich in die Prüfungssituation hinein zu versetzen und unter „Realbedingungen“

[1] Wolff A. Schriftliche Prüfungen im Ausbildungsgang für Kinder- und Jugendlichen-Psychotherapeuten – ein Angriff auf die KJP-Ausbildung? Psychotherapeutenjournal 2005; 3 : 222–6.

zu üben. Dazu finden Sie im Abschnitt A „Tipps und Kniffe“ Hinweise, wie Sie sich vor und in der Prüfung geschickt verhalten, um Fallen und Missverständnissen vorzubeugen. Im Teil B „Fragen zum IMPP-Gegenstandskatalog“ werden Ihnen zu jedem Kapitel des Gegenstandskatalogs für Psychologische Psychotherapeuten Verständnisfragen gestellt. Damit können Sie Kapitel für Kapitel die Inhalte des Buches „Die Psychotherapie-Prüfung“ repetieren und überprüfen, ob Sie das notwendige Fachwissen für die Prüfung erworben haben. Im Abschnitt C „Kompaktkurse“ werden zusätzlich diejenigen Inhalte des IMPP-Gegenstandskatalogs intensiv wiederholt, zu denen in den bisherigen Prüfungen überzufällig häufig Fragen gestellt wurden. Dies sind Wissensgebiete, zu denen sich relativ leicht objektivierbare Fakten abfragen lassen und mit denen man sich in der Prüfungsvorbereitung deshalb etwas intensiver beschäftigen sollte. Abschließend enthält das Aufgabenheft im Abschnitt D „Drei Übungsprüfungen“. Sie sind aus Gedächtnisprotokollen über Fragen und Antwortmöglichkeiten entstanden, die die bisherigen Prüflinge der WIAP direkt nach ihren eigenen schriftlichen Prüfungen erstellt haben – herzlichen Dank für diese wichtige Mitarbeit an alle Beteiligten! Auch wenn die Absolventen sich nur noch unvollständig an die Aufgabenstellung erinnern konnten und ich das Material bei der Überarbeitung noch weiter verfremdet habe, so sind diese „erinnerten Fragen“ sehr wertvolles Material für die Prüfungsvorbereitung: Sie repräsentieren den Schwierigkeitsgrad der Aufgaben in der „echten Prüfung“, spiegeln deren Schwerpunkte wider und entsprechen im Formulierungsstil weitgehend den „Original-Aufgaben“. Außerdem werden sich voraussichtlich in absehbarer Zeit Aufgaben aus früheren Prüfungen wiederholen, sodass es auch aus diesem Grunde sinnvoll ist, das Material zu kennen.

Da sich die Gegenstandskataloge und damit auch die Prüfungsaufgaben des IMPP für Psychologische Psychotherapeuten und Kinder- und Jugendlichenpsychotherapeuten zum großen Teil entsprechen, können Sie unabhängig von Ihrem Ausbildungsgang von diesem Aufgabenheft profitieren: Sie finden sowohl Aufgaben zur Therapie Erwachsener als auch zur therapeutischen Arbeit mit Kindern und Jugendlichen – wie in der realen Prüfung. Bei der Abfassung des Manuskripts wurde darüber hinaus darauf geachtet, alle Vertiefungsrichtungen zu berücksichtigen, da auch in der realen Prüfung mit Aufgaben aus allen wissenschaftlich anerkannten psychotherapeutischen Verfahren zu rechnen ist. Ich hoffe, dass damit die Bedingungen für eine effektive Vorbereitung auf die schriftliche Approbationsprüfung geschaffen wurden.

Bitte beachten Sie Folgendes: Zur besseren Lesbarkeit des Textes wird im Folgenden darauf verzichtet die männliche und die weibliche Sprachform zu verwenden. Wie im Material des IMPP wird vom „Therapeuten“ und vom „Patienten“ gesprochen.

In vielem hat sich die Arbeit am vorliegenden Aufgabenheft von der am Buch „Die Psychotherpie-Prüfung“ unterschieden. Eines hat sich allerdings nicht verändert: Wieder verlief die Zusammenarbeit mit dem Schattauer-Verlag reibungslos. Herzlichen Dank dafür vor allem an Herrn Dr. Bertram, Frau Dr. Hardt und Frau Ehmcke!

Eppstein, im Juli 2006 **Regina Rettenbach**

Inhalt

Die Inhalte der Kinder- und Jugendlichenpsychotherapie werden z.B. in *Petermann F (Hrsg). Lehrbuch der klinischen Kinderpsychologie und -psychotherapie. Göttingen: Hogrefe 2002* oder in *Eggers C, Fegert JM, Resch F. Psychiatrie und Psychotherapie des Kindes und Jugendalters. Heidelberg: Springer 2004* zusammengefasst.

2. **ca. 6 Monate vor der Prüfung: Übersicht über wesentliche Inhalte der Prüfung**
   Etwa ein halbes Jahr vor dem Prüfungstermin sollten Sie beginnen, sich mit den konkreten Anforderungen der Approbationsprüfung zu beschäftigen. Einen sehr detaillierten Einblick in die Inhalte des Gegenstandskatalogs für Psychologische Psychotherapeuten erhalten Sie bei *Hiller W, Leibing E, Leichsenring F, Sulz S (Hrsg). Lehrbuch der Psychotherapie. Bd. 1. Wissenschaftliche Grundlagen. München: CIP-Medien 2004*. Die Bände 4 und 5 der Reihe bereiten die Inhalte des Gegenstandskatalogs für Kinder- und Jugendlichenpsychotherapeuten auf: *Mattejat F (Hrsg). Lehrbuch der Psychotherapie. Bd. 4. Verhaltenstherapie mit Kindern, Jugendlichen und ihren Familien. München: CIP-Medien 2006* und *Hopf H, Windaus E (Hrsg). Lehrbuch der Psychotherapie. Bd. 5. Analytische Kinder- und Jugendlichenpsychotherapie. München: CIP-Medien 2006*. In diesem Stadium der Prüfungsvorbereitung empfiehlt es sich auch das medizinische bzw. das psychiatrische Fachwissen zu vertiefen. Dazu bieten sich z.B. *Köhler T. Medizin für Psychologen und Psychotherapeuten. Stuttgart: Schattauer 2003* und *Brunnhuber S, Frauenknecht S, Lieb K. Intensivkurs Psychiatrie und Psychotherapie. 5. Auflage. München: Elsevier/Urban & Fischer 2005* an.
3. **ca. 3 Monate vor der Prüfung: gezieltere Vorbereitung mit den IMPP-Gegenstandskatalogen**
   Rund drei Monate vor der Prüfung wird es wichtig, sich systematisch mit den Gegenstandskatalogen des IMPP (s. www.impp.de) auseinanderzusetzen und das relevante Wissen abzuspeichern. Kompakte Information zu den einzelnen Kapiteln des Gegenstandskatalogs für Psychologische Psychotherapeuten – mit der auch ein Großteil des Gegenstandskatalogs für Kinder- und Jugendlichenpsychotherapeuten abgedeckt wird – erhalten Sie mit *Rettenbach R. Die Psychotherapie-Prüfung. Stuttgart: Schattauer 2005*. Ergänzend ist das intensive Studium von *Dilling H, Mombour W, Schmidt MH, Schulte-Markwort E (Hrsg). Internationale Klassifikation psychischer Störungen, ICD-10 Kapitel V (F). Bern: Hans Huber 2005* dringend zu empfehlen.
4. **ca. 1 Monat vor der Prüfung: Training mit konkreten Aufgaben**
   In der letzten Vorbereitungsphase sollte das Üben von Aufgaben im Mittelpunkt stehen, die denen der Approbationsprüfung möglichst ähnlich sein sollten. Dazu bietet sich an, mit *Poehlke T. GK 3 Psychiatrie. Schwarze Reihe. Stuttgart: Thieme 2003* auf die Erfahrungen der Mediziner mit Multiplechoiceaufgaben zurückzugreifen. Allerdings unterscheiden sich die Aufgabenformate der Approbationsprüfung in Psychotherapie von diesem Material. Die Aufgabenformate bei *Psychotherapie – Fragensammlung mit kommentierten Antworten. 2. Auflage. Heidelberg: Springer 2006* und *Rettenbach R. Psychotherapie-Prüfung: Das Aufgabenheft. Stuttgart: Schattauer 2006* entsprechen denen aus der Approbationsprüfung für angehende Psychologische Psychotherapeuten und Kinder- und Jugendlichenpsychotherapeuten. Dies gilt selbstverständlich auch für die *Musteraufgaben* und *Aufgabenhefte*, die man mit praktischen Hinweisen vom IMPP aus dem Internet unter www.impp.de erhalten kann.

Beachten Sie bei Ihrer Zeitplanung, dass Sie zeitgleich mit der Vorbereitung auf die schriftliche Prüfung wahrscheinlich noch andere wesentliche Teile Ihrer Ausbildung abzuleisten haben und dass die Anfertigung der Fallberichte für den mündlichen Teil der Approbationsprüfung einige Zeit in Anspruch nimmt.
Dieser Umstand beeinflusst auch die Antwort zur Frage „Lesen oder Lernen?", die in den Repetitorien immer wieder gestellt wird: Nach meiner Ansicht sind die Inhalte der Gegenstandskataloge so umfangreich, dass nicht alles im Detail gelernt werden kann. Ich empfehle Ihnen daher, dass Sie die Ihnen zur Verfügung stehende Zeit vornehmlich zum Lesen der relevanten Literatur nutzen. Wenn Sie sich in regelmäßigen Abständen selbst Verständnisfragen zum eben Gelesenen stellen, können Sie überprüfen, ob Sie die Zusammenhänge verstanden haben. Beim Studium des Lehrbuches „Die Psychotherapie-Prüfung" können Sie dazu die „Fragen zum IMPP-Gegenstandskatalog" (S. 17ff) aus dem vorliegenden Aufgabenheft nutzen. Auswendiglernen empfehle ich, wenn überhaupt, nur in den Bereichen, die mit erhöhter Wahrscheinlichkeit in der Approbationsprüfung vorkommen und in denen es um Detailwissen geht (s. Kompaktkurse, S. 85ff). Bedenken Sie, dass die meisten Prüfungsfragen so genannte Wahlaufgaben sind, bei denen Sie die richtige(n) Antwortalternative(n) als aus der Literatur bekannt wieder erkennen werden.

4 Vorbereitung auf die formalen Prüfungsbedingungen

Bei der Vorbereitung auf ein Examen ist es sinnvoll, sich möglichst schon im Vorfeld über die Art der Aufgaben, die zeitlichen Vorgaben bei der Prüfung und die zum Bestehen hinreichenden Bedingungen zu informieren.

Wenn man die Zugangsbedingungen erfüllt, einen entsprechenden Antrag gestellt hat und für die Approbationsprüfung zugelassen worden ist, erhält man eine schriftliche Einladung, die gemeinsam mit einem Ausweis am Termin der schriftlichen Prüfung vorgelegt werden muss. Da die Überprüfung der Unterlagen und die Sitzverteilung einige Zeit in Anspruch nehmen, empfiehlt es sich, frühzeitig zu erscheinen.

Die Prüfung dauert 120 Minuten. In dieser Zeit werden 80 Aufgaben gestellt, die sich auf Inhalte aus dem Gegenstandskatalog beziehen, der Ihrem Ausbildungsgang entspricht. Die 80 Fragen sind in einem Aufgabenheft zusammengestellt. Es werden drei verschiedene Aufgabenformate unterschieden, die im Folgenden vorgestellt werden.

4.1 Freitextaufgaben/Kurzantwortaufgaben

Bei diesem Aufgabenformat müssen Sie die Antwort selbst formulieren und handschriftlich in ein dafür vorgesehenes Feld eintragen. Sofern nicht anders angegeben, sind die Aufgaben durch Angabe eines Terminus technicus (z.B. ein Störungsbild, eine Intervention, ein wissenschaftliches Konzept) zu beantworten. Meist – aber nicht immer – handelt es sich um ein einzelnes Wort. Eine Expertenkommission vergleicht die Antworten mit einer Liste zulässiger Lösungen, sodass z.B. Synonyme ebenfalls als richtig gewertet werden.

Beispiel

Wie nennt man den Teil der Qualitätssicherung, der sich auf die Rahmenbedingungen wie z.B. die sachlichen, personellen und strukturellen Voraussetzungen einer Heilbehandlung bezieht?

(richtige Antwort: Strukturqualität)

4.2 Antwortwahlaufgaben/Multiplechoiceaufgaben

4.2.1 Einfachauswahlaufgaben

Auf eine Frage oder eine unvollständige Aussage folgen fünf mit A bis E gekennzeichnete Antworten oder Ergänzungen. Von diesen Antworten sollen Sie **eine einzige** auswählen. Die Antwort kann die
– allein bzw. die am ehesten zutreffende Antwort sein,
– die einzig falsche bzw. am wenigsten zutreffende Antwort sein.

Beispiel

Bei der Familiendiagnostik können projektive Verfahren eingesetzt werden. Welches der folgenden Verfahren wird am ehesten unter diese Gruppe eingeordnet?

A Gießen-Test
B Genogramm
C Scenotest
D Familienbögen (FB)
E Strukturiertes Familieninterview (SFI)

(richtige Antwort: C)

Beispiel

Welche der folgenden Fragen ist am wenigsten wahrscheinlich Teil einer verhaltenstherapeutischen Bedingungsanalyse?

A Seit wann besteht das Symptom?
B In welchen Situationen tritt das Symptom auf?
C Welche Konsequenzen hat das Symptom für den Betroffenen?
D Warum kommt es zum Symptom?
E Aus welchen Komponenten besteht das Symptom?

(richtige Antwort: D)

4.2.2 Mehrfachauswahlaufgaben

Aus einer Liste von fünf Antwortoptionen (A bis E) sind mehrere Antworten auszuwählen. Die Zahl der zu wählenden Antworten wird in der Aufgabenstellung explizit vorgegeben. Die gewählten Antworten müssen die Aufgaben bestmöglich beantworten. Werden weniger oder mehr als die geforderten Antworten ausgewählt, gilt die Aufgabe als falsch beantwortet.

Beispiel

Jeder Psychotherapeut ist verpflichtet eine Dokumentation seiner Therapien zu führen. Welche der folgenden Daten gelten in der Regel als dokumentationspflichtig? Wählen Sie 3 Antworten!

A routinemäßiger Sitzungsverlauf
B Diagnose
C informed consent
D Störungen im Behandlungsverlauf
E Supervisionstermine

(richtige Antwort: B, C und D)

4.3 Aufgabenfolgen

Bei dieser Aufgabenform sind zwei oder mehr Einzelaufgaben zu einer fallbezogenen Aufgabenfolge zusammengestellt. Die Aufgabenfolge ist durch eine gemeinsame Überschrift gekennzeichnet. Jede der Einzelaufgaben kann einem der zuvor vorgestellten Aufgabenformate entsprechen. Jede Teilaufgabe wird einzeln gewertet.

Beispiel

Frau X.

Frau X. leidet seit ca. sechs Wochen unter gedrückter Stimmung, dem Gefühl der Gefühllosigkeit, verminderter Konzentration, Pessimismus, suizidalen Gedanken und Schmerzzuständen.

Teil 1:
Welche Diagnose kann bei dieser Symptomatik am ehesten gestellt werden?

(richtige Antwort: depressive Episode)

Teil 2:
Welche Wahnideen sind bei der Störung von Frau X. typisch, wenn sie schwer mit psychotischen Symptomen ausgeprägt ist? Wählen Sie zwei Antworten!
[A] Verarmungswahn
[B] Verfolgungswahn
[C] Versündigungswahn
[D] Beziehungswahn
[E] Beeinträchtigungswahn

(richtige Antwort: A und C)

Teil 3:
Welche der folgenden Aussagen stimmt im Zusammenhang mit dem Störungsbild von Frau X. am ehesten? Wählen Sie eine Antwort!
[A] Frauen sind so häufig betroffen wie Männer.
[B] Frauen sind doppelt so oft betroffen wie Männer.
[C] Männer sind doppelt so oft betroffen wie Frauen.
[D] Frauen sind dreimal häufiger betroffen als Männer.
[E] Männer sind dreimal häufiger betroffen als Frauen.

(richtige Antwort: B)

4.4 Antwortblatt

Das Aufgabenheft der Prüfung beginnt mit Freitextaufgaben (Kurzantwortaufgaben), dann folgen Mehrfachauswahlaufgaben, Aufgabenfolgen und Einfachauswahlaufgaben. Im Aufgabenheft darf man sich Notizen machen, gewertet werden aber nur Antworten auf dem Antwortblatt. Das Antwortblatt baut sich schematisch folgendermaßen auf (Abb. 1):
Die Aufgaben sind auf dem Antwortblatt durchnummeriert. Je nach Aufgabenformat machen Sie auf dem Antwortblatt Ihre unterschiedlichen Eintragungen: Bei den Freitextaufgaben schreiben Sie bei der entsprechenden Aufgabennummer im Antwortblatt einen Begriff (manchmal auch mehrere Worte) in ein Feld. Bei den Einfach- oder Mehrfachauswahlaufgaben sind fünf kleine Kästchen, die für die Antwortalternativen (A bis E) stehen, neben der Aufgabennummer aufgeführt. Bei Einfachauswahlaufgaben schwärzen Sie dasjenige Kästchen, das für die richtige Antwortalternative steht. Bei Mehrfachauswahlaufgaben werden die zwei oder drei Kästchen, die für die richtigen Antwortalternativen stehen, mit einem Bleistift ausgefüllt. Bei Aufgabenfolgen sind die Angaben davon abhängig, ob die einzelne Aufgabe eine Freitext-, Einfach- oder Mehrfachauswahlaufgabe ist.
Es ist entscheidend, dass Sie sich immer an der Aufgabennummer orientieren. Sollten Sie sich auf dem Antwortblatt vertun, können Sie den Fehler ausradieren. Dabei müssen Sie sorgfältig vorgehen, damit das Antwortblatt maschinenlesbar bleibt. Selbstverständlich dürfen während der Prüfung keine unerlaub-

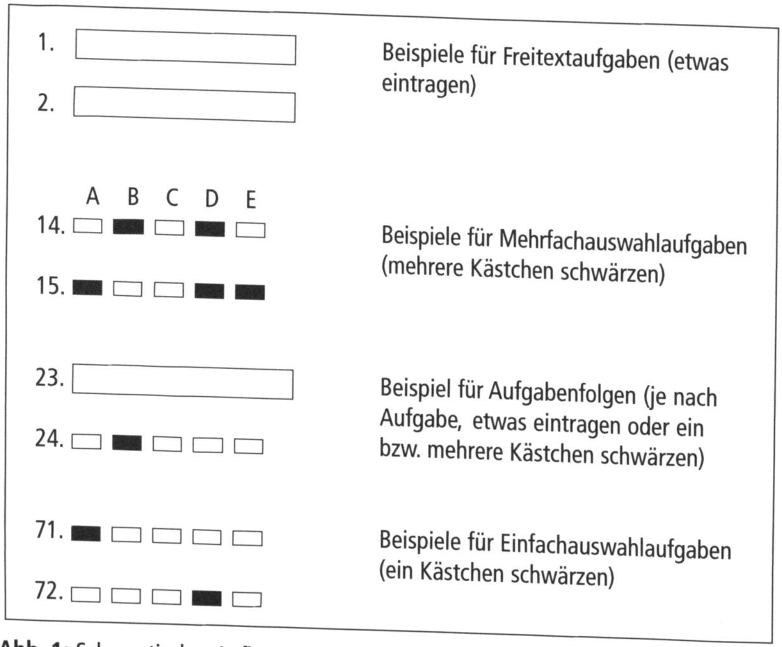

Abb. 1: Schematischer Aufbau des Antwortblattes

ten Hilfsmittel wie z.B. die ICD-10 benutzt werden. Am Ende der Prüfung müssen das Aufgabenheft und das Antwortblatt abgegeben werden. Nur die Eintragungen im Antwortblatt werden gewertet.

4.5 Bewertungsschlüssel

Für jede vollständig richtig gelöste Aufgabe erhalten Sie einen Punkt. Sie haben die Prüfung bestanden, wenn Sie mindestens 60 % (48 von 80 Fragen) der gestellten Fragen richtig beantwortet haben (oder wenn die Anzahl der vom Prüfling zutreffend beantworteten Aufgaben um nicht mehr als 12 % die durchschnittlichen Prüfungsleistungen der Prüflinge unterschreitet [Gleitkausel]) und die Aufsichtsarbeit mindestens mit „ausreichend" bewertet wird.
Tabelle 2 zeigt die Zuordung der erreichten Punktzahl zur entsprechenden Note.

Tab. 2: Bewertungsschlüssel

Note	Erreichte Punktzahl
sehr gut	72–80
gut	64–71
befriedigend	56–63
ausreichend	48–55
mangelhaft	42–47
ungenügend	0–41

Einen Überblick über die statistische Auswertung der Prüfungsergebnisse seit Herbst 2002 hinsichtlich der mittleren erzielten Punktwerte und der Misserfolgsquoten erhalten Sie unter www.impp.de.

5 Wahl einer Lösungsstrategie

Es gibt verschiedene sinnvolle Strategien zur Bearbeitung der Aufgaben. Wie Sie die Prüfung angehen, bleibt Ihnen überlassen. Sie sollten sich aber frühzeitig für eine Strategie entscheiden, damit Sie dafür während der Prüfung keine Zeit verschwenden.

Man kann z.B. zunächst alle Fragen durch Eintragungen im Aufgabenheft beantworten und anschließend die Lösungen auf das Antwortblatt übertragen. Dabei ist die Gefahr geringer, auf dem Antwortblatt in den Zeilen zu verrutschen. Außerdem können beim Übertragen noch Fehler aus dem ersten Durchgang der Bearbeitung auffallen. Dieses Vorgehen ist jedoch zeitaufwändig und es besteht die Gefahr, dass man sich beim Übertragen der Lösungen vom Aufgabenheft auf das Antwortblatt nachträglich verunsichert. Viele Prüflinge machen daher ihre Angaben direkt auf das Antwortblatt. Da häufig die Freitextaufgaben als besonders schwierig empfunden werden, überspringen manche diese Fragen zunächst und bearbeiten den ersten Prüfungsteil zum Schluss. Einige Prüflinge haben das Aufgabenheft sogar von hinten nach vorne bearbeitet, weil sie sich zu Beginn der Prüfung nicht von den relativ schwierigen Freitextaufgaben verunsichern lassen wollten. Dieses Vorgehen birgt aber Risiken, u.a. weil man sich dabei relativ leicht in den Zeilen des Antwortblattes irren kann.

6 Umgang mit schwierigen Fragen

Auch wenn Sie keine Ahnung haben, was die richtige Antwort sein könnte, sollten Sie unbedingt Angaben im Antwortblatt machen. So nutzen Sie wenigstens noch die Ratewahrscheinlichkeit aus. Dabei sollten Sie selbstverständlich beachten, welches Aufgabenformat vorliegt (wird z.B. nach einer oder mehreren Alternativen gefragt?).

Beißen Sie sich nicht an einzelnen Fragen fest! Wenn Sie die Antwort nicht spontan finden, machen Sie lieber ein Fragezeichen am Rand des Aufgabenheftes und schauen Sie sich die Frage am Ende noch mal an. Lassen Sie besser öfter eine Frage aus, als später gar nicht mehr zu den restlichen Fragen zu kommen oder eventuell zu wenig Zeit zum Übertragen ins Antwortblatt zu haben.

Wenn Sie bei Aufgabenfolgen die erste Frage nicht beantworten können, fallen Ihnen die anderen Fragen aus dieser Reihe wahrscheinlich auch schwer. In einem solchen Fall sollten Sie lieber weitergehen und das Problem noch mal aufgreifen, nachdem Sie die Lösungen der leichteren Fragen im Antwortblatt notiert haben.

Wahrscheinlich empfinden Sie die Aufgaben mit den frei zu formulierenden Antworten als am schwersten. Sie stehen ganz am Anfang des Aufgabenheftes. Verschwenden Sie gerade zu Beginn der Prüfung nicht zuviel Zeit mit ihnen! Manchmal entsteht Verwirrung, weil bei den Freitextaufgaben mehrere richtige Lösungen möglich erscheinen. Das IMPP legt die Antworten einer Expertenkommission vor, sodass Synonyme oder andere sinnvolle Begriffe auch als richtige Lösung gewertet werden. Schreiben Sie den Ausdruck auf, der Ihnen am besten zu passen scheint.

7 Berücksichtigung der Zeit

Sie haben 120 Minuten Zeit für 80 Fragen – also 1½ Minuten pro Aufgabe. Das scheint wenig, ist aber ausreichend. Behalten Sie trotzdem vorsichtshalber die Uhr im Blick. Versuchen Sie so zügig wie möglich zu arbeiten. Lassen Sie im Zweifelsfall lieber einzelne Fragen aus und grübeln Sie nicht zu lange. Wenn Sie nicht von vornherein ins Antwortblatt schreiben, sollten Sie mindestens 30 Minuten vor Prüfungsende die Übertragung vom Aufgabenheft ins Antwortblatt beginnen. Wenn nach dem Übertrag ins Antwortblatt noch Zeit bleibt, können Sie sich den übersprungenen Aufgaben widmen. Geben Sie nur vorzeitig ab, wenn Sie sich ganz sicher sind, dass es nichts mehr zu verbessern gibt. Ansonsten nutzen Sie die gesamte Zeit!

8 Formulierungen beachten!

Achten Sie sehr genau auf das Aufgabenformat – vor allem, nach wie vielen Antwortalternativen gefragt wird! Sicherheitshalber können Sie sich die Anzahl der geforderten Antworten bei den Mehrfachauswahlaufgaben im Aufgabenheft unterstreichen. So ist die Gefahr geringer, dass Sie sie überlesen oder missverstehen und einen vermeidbaren Fehler machen.

Aus bestimmten Formulierungen in den Aufgaben erhalten Sie wichtige Hinweise für die richtige Lösung: Wenn in einer Antwortalternative z.B. „immer", „nie", „stets", „grundsätzlich" oder ähnliche Begriffe genannt werden, ist diese Alternative mit großer Wahrscheinlichkeit falsch. In der Psychologie/Psychotherapie wie auch in der Medizin gibt es nur wenige solcher Gesetzmäßigkeiten. Wenn in einer Antwortalternative etwas in dem Sinne steht „soll angesprochen werden" (z.B. Suizidalität, Drogenkonsum, Konflikte usw.), dann stimmt diese Alternative mit recht hoher Wahrscheinlichkeit. Vorsicht aber bei Aufgaben zum offenen Ansprechen von Deutungen, Widerständen, Übertragungen und Gegenübertragungen beim analytischen oder tiefenpsychologischen Vorgehen: Sie dürfen dem Patienten nur vorsichtig weitergegeben werden, wenn es dem Therapiefortschritt dient.

Achtung bei doppelten Verneinungen! Vielleicht helfen Ihnen kleine Skizzen, sich die Aussage zu verdeutlichen? Passen Sie genau auf, ob es sich um eine NICHT-

Frage handelt (z.B. „Welches Symptom ist NICHT typisch für ...“). Wenn Sie das NICHT überlesen, ist ein vermeidbarer Fehler vorprogrammiert. Teilnehmer und Teilnehmerinnen an den Repetitorien haben sich angewöhnt, das NICHT in den Aufgaben beim ersten Lesen zu unterstreichen, um es herauszuheben.

9 Intuition zulassen!

Meist sind zwei Antwortalternativen auf den ersten Blick Unsinn. Die drei anderen erscheinen oft sinnvoll. Bei Unsicherheiten verlassen Sie sich ruhig auf Ihre Intuition – die vage Erinnerung etwas schon einmal gelesen zu haben, reicht meistens zur richtigen Lösung aus.

Zuviel Grübeln verwirrt oft. Überlegen Sie deshalb nicht zu oft hin und her. Seien Sie auch mit Korrekturen nach der spontanen Antwort vorsichtig: Eventuell machen Sie sonst aus Unsicherheit noch einen vermeidbaren Fehler.

10 Vorhandenes Wissen einsetzen!

Oft kann man eine Antwortalternative zu etwas zuordnen, nach dem nicht gefragt ist. Das können Sie nutzen, um die richtige Antwort herauszufiltern. Bei der Frage nach typischen Symptomen hyperkinetischer Störungen könnte beispielsweise eine Antwortalternative sein: „Menschen scheinen für den Betroffenen wie nicht existent.“ Wenn Sie dieses Symptom als typisches Symptom bei Autismus kennen, können Sie es mit einiger Wahrscheinlichkeit für hyperkinetische Störungen ausschließen.

11 Typische Inhalte

Aus den bisherigen Prüfungen kann man schließen, dass das IMPP bei der Gestaltung der Aufgaben folgende Schwerpunkte gesetzt hat:

- Es wurden bisher viele eher **medizinische Aufgaben** gestellt, wohl weil sich die entsprechenden Prüfungsinhalte unproblematischer objektiv erfassen lassen als bei psychotherapeutischen Fragen im engeren Sinne. So kam es sogar – wenn auch selten – vor, dass nach den Handelsnamen von Psychopharmaka oder nach Wirksubstanzen gefragt wurde.
- Im Zusammenhang mit kurzen Fallbeispielen wurden viele Aufgaben zu **ICD-Diagnosen** gestellt. Entweder musste die passende Diagnose frei formuliert oder aus einer Auswahl herausgesucht werden. Es ist nicht notwendig, die Zahlenkodierung der ICD-Diagnosen zu kennen, aber die Zuordnung der einzelnen Störungen zu den diagnostischen Kategorien sollte bekannt sein.

- Relativ oft wurde nach den OPD-Achsen gefragt. Vor allem mit den verschiedenen Konflikten, die auf der Beziehungsachse beschrieben werden, sollten Sie sich intensiv beschäftigt haben.
- Gerne wurden Aufgaben aus dem Bereich der Epidemiologie gestellt. Es ist daher sinnvoll, sich mit den Definitionen der entsprechenden Fachbegriffe vertraut zu machen.
- In allen bisherigen Prüfungen mussten verschiedene Abwehrmechanismen anhand von Umschreibungen identifiziert werden. Auch nach den für bestimmte Störungen typischen Abwehrformen wurde häufig gefragt.
- Immer wieder finden sich Aufgaben zu bestimmten Testverfahren für verschiedene Patientengruppen wie z.B. demente Menschen oder entwicklungsverzögerte Kinder. Dabei erscheint die Auswahl der Tests, nach denen gefragt wurde, relativ willkürlich, was die Vorbereitung auf diese Prüfungsaufgaben erschwert.
- Rechtsfragen sind wahrscheinlich deshalb beliebt, weil es eindeutige Lösungen gibt. Es lohnt sich daher, dieses Gebiet etwas intensiver zu studieren.
- Bei den Aufgaben zur Kinder- und Jugendlichenpsychotherapie finden sich gehäuft solche zu Enuresis, Essstörungen, Tics und Hyperaktivität.

Um diese Inhalte etwas intensiver zu bearbeiten, können Sie die „Kompaktkurse" im vorliegenden Aufgabenheft nutzen (ab S. 85ff).

12 Breite Wissensbasis schaffen!

Es gibt zwar zwei getrennte Aufgabenhefte für Kinder- und Jugendlichenpsychotherapeuten und Psychologische Psychotherapeuten, aber die Mehrzahl der Fragen sind nach Angaben des IMPP für beide Ausbildungsgänge relevant und werden deshalb in der Prüfung in beiden Aufgabenheften in identischer Form gestellt. So müssen sich angehende Kinder- und Jugendlichenpsychotherapeuten auch mit den typischen Themen der Psychotherapie bei Erwachsenen beschäftigen und zukünftige Psychologische Psychotherapeuten werden mit Aufgaben aus der Kinder- und Jugendpsychotherapie konfrontiert. Unabhängig vom Ausbildungsgang und der Vertiefungsrichtung werden alle Prüflinge nach Inhalten aus der Psychoanalyse, der Verhaltenstherapie und der Tiefenpsychologie gefragt. In den bisherigen Prüfungen gab es darüber hinaus auch immer wieder einzelne Fragen zur Neuropsychologie und zur Gesprächspsychotherapie.

13 Kein Grund zur Panik!

Wenn Sie ausreichend lesen und üben, reicht das aus! Intensives Pauken und Auswendiglernen erscheint nur bei wenigen Inhalten (s. „Kompaktkurse“, S. 85ff) sinnvoll. Die meisten Fragen sind Multiplechoiceaufgaben, bei denen Ihnen die richtige(n) Antwortalternative(n) bei der Prüfung „entgegenspringen“ werden. Außerdem: 60 % richtige Antworten reichen, um zu bestehen. Die Fragen decken einen riesigen Wissensbereich ab und sind so konstruiert, dass der gesamte Schwierigkeitsbereich abgedeckt ist. Keiner kann alles wissen – also auch Mut zur Lücke!

B Fragen zum IMPP-Gegenstandskatalog

Fragenteil S. 19ff
Antwortteil S. 59ff

Die Fragen in diesem Teil des Aufgabenheftes beziehen sich auf den IMPP-Gegenstandskatalog für Psychologische Psychotherapeuten, der sich jedoch in weiten Teilen mit dem für Kinder- und Jugendlichenpsychotherapeuten deckt. Sie dienen der Rekapitulation von Inhalten aus dem Buch „Die Psychotherapie-Prüfung" (Rettenbach 2005). Die Auswahl der Stichworte, zu denen Fragen gestellt werden, ist mehr oder weniger willkürlich. Ziel ist es, die Aufmerksamkeit beim Lesen zu erhöhen, weil man nicht weiß, zu welchem Thema eine Verständnisfrage gestellt wird. So kann geprüft werden, ob „etwas hängen geblieben" ist. Die richtigen Antworten zu diesem Abschnitt finden Sie am Ende des Teil B ab S. 59. Damit Sie schneller nachschlagen können, ist bei jeder Lösung in Klammern eine Seitenangabe ergänzt, die sich auf das Buch „Die Psychotherapie-Prüfung" bezieht.

Im Abschnitt C „Kompaktkurse" ab S. 85 werden einzelne Themenkomplexe weiter vertieft.

1 Psychologische und biologische Grundlagen der Psychotherapie (einschließlich entwicklungspsychologischer Aspekte)

1.1 Was macht die Krankenrolle aus?

1.2 Welche Ebenen der Diagnosestellung werden unterschieden?

1.3 Nennen Sie einige Bestimmungsstücke von Psychotherapie!

1.4 Nennen Sie Beispiele für prä-, peri- und postnatale Noxen!

1.5 Wie unterscheiden sich Sozialisationsphasen von Entwicklungsphasen?

1.6 Was versteht man unter Prodromalphasen?

Fragen

1.7 Können Sie Rezidiv und Remission unterscheiden?

1.8 Wie wird Vulnerabilität definiert?

1.9 Nennen Sie einige allgemeine Risikofaktoren der westlichen Gesellschaft für Erkrankungen und einige allgemeine protektive Faktoren!

1.10 Wie kann man Resilienz umschreiben?

1.11 Kennen Sie die Vor- und Nachteile von Quer- und Längsschnittstudien?

1.12 Wie unterscheiden sich externe und interne Validität bei Labor- und Feldstudie?

1.13 Wodurch sind Gruppenstudien gekennzeichnet?

1.14 Wie unterscheidet sich das Experiment vom Quasiexperiment?

1.15 Wie bestimmt man in der Psychotherapieforschung die Wirksamkeit von Behandlungen?

1.16 Welche Arten von Prozessanalysen werden unterschieden?

1.17 In der Psychotherapieforschung werden Metaanalysen eingesetzt. Was versteht man darunter?

1.18 Mit welchen Wissenschaftlern verbinden Sie klassisches Konditionieren, instrumentelles Konditionieren und kognitive Ansätze?

1.19 Was verstehen Sie unter Attributionen und Kontrollüberzeugungen?

1.20 Wie definieren Sie Coping?

1.21 Kennen Sie die triebtheoretischen Ansätze von Freud und Hull?

1.22 Welchen projektiven Test setzte McClelland zur Erfassung der Leistungsmotivation ein?

1.23 Aus welchen Komponenten besteht Kommunikation nach der Laswell-Formel?

1.24 Was versteht man unter der so genannten Soziogenese?

1.25 Welche unterschiedlichen Störungskonzepte gelten in der Verhaltenstherapie und der Psychoanalyse?

1.26 Aus welchem Zusammenhang kennen Sie Disengagement und SOK?

1.27 Durch welche Zellverbände wird die Vigilanz gesteuert?

1.28 Was sind die Komponenten einer Schreckreaktion?

1.29 Erklären Sie Aktivierung und Habituation!

1.30 Definieren Sie Sensibilisierung und Toleranzbildung!

1.31 Was versteht man unter Preparedness?

1.32 Wie erhält sich das Gehirn seine Funktionsfähigkeit trotz Einbußen z.B. nach Schlaganfällen?

1.33 Was unterscheidet alpha- und beta-Wellen im EEG?

1.34 Was kann man über das EEG diagnostizieren?

1.35 Was kann man aus der Hautleitfähigkeit ableiten?

1.36 Nennen Sie einige bildgebende Verfahren der Medizin!

1.37 Was wissen Sie über das Diathese-Stress-Modell und das Vulnerabiltitäs-Stress-Modell?

1.38 Was verändert sich physiologisch kurz- und längerfristig bei Stresserfahrungen?

2 Konzepte über Entstehung, Aufrechterhaltung und Verlauf psychischer Störungen und psychisch mitbedingter Krankheiten

2.1 Definieren Sie Prävalenz und Inzidenz!

2.2 Welche psychischen Störungen kommen häufiger bei Frauen als bei Männern vor?

2.3 Welche Verhaltensebenen sind aus verhaltenstherapeutischer Sicht zu unterscheiden?

2.4 Was sind allgemeine Merkmale der Verhaltenstherapie?

2.5 Welche Formen der Verstärkung werden unterschieden?

2.6 Erklären Sie Vermeidungslernen!

2.7 Was verstehen Sie unter Stimuluskontrolle?

2.8 Beschreiben Sie die Ansätze von Ellis und Beck!

2.9 Was verstehen Sie unter Selbstkontrolle?

2.10 Nennen Sie die Bestimmungsstücke des psychoanalytischen topografischen Modells und des Strukturmodells!

2.11 Welche Inhalte sind im Überich repräsentiert?

2.12 Welche Vertreter der Ich-, Selbst- und Objektbeziehungspsychologie kennen Sie?

2.13 Welche Konfliktarten werden in der psychoanalytischen Krankheitslehre unterschieden?

2.14 Welche Abwehrmechanismen kennen Sie?

2.15 Erklären Sie primären und sekundären Krankheitsgewinn!

2.16 Wie unterscheiden sich die Konzepte über die Symptombildung gemäß der Konflikt- und der Strukturpathologie?

2.17 Definieren Sie sequenzielles und kumulatives Trauma!

2.18 Was wissen Sie über Salutogenese?

2.19 Was ist Compliance?

2.20 Nennen Sie das Hauptkennzeichen von Somatisierungsprozessen!

3 Definition, Diagnostik, Differenzialdiagnostik und Indikationsstellung psychischer Störungen

Dieses Kapitel enthält keine Fragen zur ICD-10 (s. dazu Teil C „Kompaktkurse", S. 92ff).

3.1 Nennen Sie einige Kennzeichen von modernen Klassifikationssystemen!

3.2 Was unterscheidet Screening, Selektion und Klassifikation?

3.3 Welche Indikationsarten kennen Sie?

3.4 Was sind projektive Verfahren?

3.5 Wie definieren Sie Ressourcen?

3.6 Nennen Sie Bereiche des psychischen Befunds!

3.7 Wie unterscheiden sich erweiterter und appelativer Suizid?

3.8 Welche Diagnosechecklisten und Interviews zur Diagnosestellung kennen Sie?

3.9 Nennen Sie einige Selbst- und Fremdbeurteilungsverfahren!

3.10 Ab welchem Test-Score spricht man beim Einsatz des BDI von einer behandlungsbedürftigen Depression?

3.11 Welche Verfahren zur Befindlichkeitsbestimmung kennen Sie?

3.12 Was sind die Testgütekriterien?

3.13 Was zählt man zu den Big-five-Persönlichkeitszügen?

3.14 Wodurch kann die Vortäuschung einer Störung bei einem Patienten motiviert sein?

4 Psychische Störungen im Kindes- und Jugendalter

Auch in diesem Kapitel werden keine Fragen zur ICD-10 gestellt (s. dazu Teil C „Kompaktkurse“, ab S. 92ff).

4.1 Welche Phasen der kognitiven Entwicklung unterscheidet Piaget?

4.2 Was sind Entwicklungsaufgaben nach Havighurst?

4.3 Was wissen Sie über den Fremde-Situations-Test nach Ainsworth?

4.4 Welche Erziehungsstile werden unterschieden?

4.5 Was sind Frühindikatoren nach Rutter?

4.6 Wie wirkt sich eine psychische Störung der Eltern auf die Kinder aus?

4.7 Wie entwickelt sich Identität nach Erikson?

4.8 Nennen Sie die Phasen der psychosexuellen Entwicklung nach Freud!

4.9 Wissen Sie, was Übergangsobjekte sind?

4.10 Wie verändert sich die Störungsgesamtbelastung im Kindes- und Jugendalter?

4.11 Nennen Sie einige Verfahren zur Leistungsdiagnostik, zur Entwicklungsdiagnostik und zur Persönlichkeitsdiagnostik bei Kindern und Jugendlichen!

4.12 Wie ändert sich das Inanspruchnahmeverhalten von Therapien im Jugendalter abhängig vom Geschlecht?

4.13 Welche Rolle spielen die Eltern bei der psychotherapeutischen Behandlung von Kindern und Jugendlichen?

4.14 Was ist für die Träume von Kindern charakteristisch?

4.15 Wie unterscheidet sich in der Therapie von Kindern und Jugendlichen die Grundhaltung des analytischen Therapeuten im Vergleich zur Therapie Erwachsener?

4.16 Wie setzt man das Spiel in der Therapie mit Kindern ein?

4.17 Was sind typische Notfälle im Kindes- und Jugendalter, die eine Krisenintervention nötig machen?

4.18 Aus welchen Gründen kommen Familien mit Säuglingen zur psychotherapeutischen Behandlung?

5 Intra- und interpersonelle Aspekte psychischer und psychisch mitbedingter Störungen in Paarbeziehungen, Familien und Gruppen

GHERR

5.1 Welche Funktionen werden Familien zugeschrieben?

Generative, Haushalts-, Erholungs-, Regulierungs-, Plazierungs-

5.2 Was sind typische Kennzeichen von Einelternfamilien?

– Elternfunktion i. Allg. von [illegible] Elternteil, getrennt o. i. Scheidung lebend
– häufig gem. Sorgerecht mit o. ohne Familienkontakt

5.3 Welche Auswirkungen hat eine Scheidung auf die Partner und Kinder?

Partner: häufiger Selbstwertverlust, Rückfälle u. psy. Stör. Selbstwertprobleme, Hilflosigkeit, Aggr.
Ki: akut Jungen häufig Verhaltensstörungen, Mädch. reagieren oft [illegible]
langfristig: oft schulische Probleme bis Abhängigk. + Arbeitslosigkeit
höheres eigenes Scheidungs- + Trennungsrisiko als Erw. [illegible]

Fragen

5.4 Was wissen Sie über das Konzept der expressed emotions?

Ist ein Indikator für die Rückfallwahrscheinlichkeit v. Schizophr. Erkrankten.
Die Rückfallquote ist bei high expr. e. höher. H.E.E = Häufige Kritik, Feindseligkeit + emotionales (Über)engagement

5.5 Wodurch bestimmt sich die Partnerschaftsqualität?

Wesentlich durch d. Umgang mit Konflikten + das Kommunikations + Unterstützungsverhalten

5.6 Wodurch sind Zwangsprozesse gekennzeichnet?

P. setzen Bestrafung ein, um ihre Bed. durchzusetzen, kurzfristig erfolg., langfr. Teufelskreis

5.7 Was wissen Sie über das Balancemodell von Gottman?

Ausgeglichenheit d. Verhaltens v. Konflikt/Interaktion
Wahrnehmung
physiolog. Aktivität
Stabil: 5:1 ?8:1

5.8 Was kennzeichnet die Objektbeziehungstheorie?

Der Fokus auf die Bez. zwischen dem Selbst + seinen Obj., sowie die innere Repräsentation dieser i. Objektbeziehung. Andere Objektbez. werden innerlich repräsentiert. Die Entw. mit d. primären Obj. disponiert spätere Bez. ...

5.9 Nennen Sie Bestimmungsstücke vom ZBKT und vom CMP!

[illegible]

5.10 Wodurch ist das Kollusionskonzept nach Willi gekennzeichnet?

[illegible]

5.11 Wodurch lässt sich positive Reziprozität steigern?

[illegible]

5.12 Wie können sich so genannte Vermächtnisse in Familien negativ auswirken?

[illegible]

5.13 Was wissen Sie über die so genannte Individuation?

[illegible]

5.14 Können Sie Delegation und Parentifizierung definieren?

[illegible]

5.15 Wie unterscheiden sich Familienmythen und Familiengeheimnisse?

5.16 Was wissen Sie über die Familientherapie von Richter?

5.17 Nennen Sie einige familientherapeutische Interventionen!

5.18 Wissen Sie, was Kohäsion in Gruppen bedeutet?

5.19 Nennen Sie einige Interventionstechniken in Gruppen!

5.20 Was ist mit dem Begriff Psychoedukation gemeint?

5.21 Wie entfalten sich Gruppenprozesse nach Foulkes?

5.22 Wissen Sie was Foulkes mit Matrizen meint?

5.23 Was meint man in der Gruppentherapie mit dem Begriff der Minimalstrukturierung?

Nur ganz elementare Vorgabe Ort, Zeit, D...
Der Gruppenleiter soll sich durch freie ...
aktion + Kom. enthalten. ... fragt od. ...
ohne richtige Kom. ohne Vorgabe

6 Prävention und Rehabilitation

6.1 Wie definieren Sie den Begriff der Krisenintervention?

6.2 Welche Formen von Präventionsprogrammen lassen sich unterscheiden?

6.3 Wie definiert die WHO Impairment, Disability und Handicap?

6.4 Wer sind die Träger von Rehabilitationsmaßnahmen?

6.5 Wodurch lassen sich sozialpsychiatrische Ansätze beschreiben?

7 Medizinische Grundkenntnisse für Psychologische Psychotherapeuten

7.1 Welche Haupt-Körperachsen gibt es?

7.2 Aus welchen Teilen besteht der Magen-Darm-Trakt?

7.3 Wie unterscheiden sich somatische Mutationen und Keimbahnmutationen?

7.4 Nennen Sie einige Mutagene!

7.5 Wie unterscheiden sich die Konkordanzraten von eineiigen und zweieiigen Zwillingen bei der Schizophrenie?

7.6 Nennen Sie die Symptome der Trisomie 21!

7.7 Welche andere Bezeichnung hat die zystische Fibrose?

7.8 Aus welchen Bestandteilen setzt sich das Zentrale Nervensystem zusammen?

7.9 Was ist der Unterschied zwischen Afferenzen und Efferenzen?

7.10 Wie entstehen Aktionspotenziale?

7.11 Nennen Sie einige Transmitter mit ihren Hauptfunktionen!

7.12 Welche Funktionen haben Thalamus, Hypothalamus, Hypophyse und limbisches System?

7.13 Was sind protopathische und epikritische Sensibilität?

7.14 Nennen Sie einige Störungen des Auges!

7.15 Was ist Presbyakusis?

7.16 Aus welchen Bestandteilen setzt sich das Gleichgewichtsorgan zusammen?

7.17 Welche Folgen haben Sympathikus- und Parasympathikusaktivierung?

7.18 Was wissen Sie über die Alzheimer-Demenz?

7.19 Nennen Sie einige Kennzeichen der Migräne!

7.20 Was kennzeichnet die Multiple Sklerose?

7.21 Welche Ursachen hat die Epilepsie?

7.22 Welche Formen epileptischer Anfälle werden unterschieden?

7.23 Welche Provokationsmethoden werden bei Epilepsie eingesetzt?

7.24 Was versteht man unter einer TIA?

7.25 Was verstehen Sie unter Post-Stroke-Depressionen?

7.26 Was unterscheidet die Commotio cerebri von der Contusio cerebri?

7.27 Wodurch unterscheiden sich glatte und quergestreifte Muskulatur?

7.28 Nennen Sie Erkrankungen des Herz-Kreislaufsystems!

7.29 Wie können Impfungen wirken?

7.30 Welche Allergietypen kennen Sie?

7.31 Was wissen Sie über Autoimmunerkrankungen?

7.32 Wodurch ist das Hyperventilationssyndrom gekennzeichnet?

7.33 Welche Funktionen hat die Haut?

7.34 Was sind Neurodermitis und Pruritus?

7.35 In welchem Zusammenhang stehen Analgetikamissbrauch und Nierenerkrankung?

7.36 Was ist das Darmnervensystem?

7.37 Nennen Sie einige Erkrankungen des Magen-Darm-Traktes!

7.38 Welche Blutwerte sind bei alkoholbedingtem Leberschaden erhöht?

7.39 Wodurch entsteht eine Leberzirrhose?

7.40 Was wissen Sie über Diabetes mellitus?

7.41 Wie berechnet sich der Body-Mass-Index?

7.42 Was ist sekundäre Amenorrhö?

7.43 Was bezeichnet man mit Teratogenität?

7.44 Nennen Sie die Phasen des sexuellen Reaktionszyklus nach Masters und Johnson!

7.45 Zählen Sie einige organische Ursachen für sexuelle Störungen beim Mann auf!

7.46 Welche Funktionen haben Hormone?

7.47 Wie heißen die Sexualhormone bei Frauen und Männern?

7.48 Was kennzeichnet den Morbus Basedow?

8 Pharmakologische Grundkenntnisse für Psychologische Psychotherapeuten

8.1 Was versteht man unter Pharmakokinetik und Pharmakodynamik?

Aufnahme, Verteilung, Metabolisierung + Ausscheidung u.p
Wirkung d. Arznei am Wirkort

8.2 Definieren Sie therapeutische Breite, Toleranz und Tachyphylaxie!

Differenz zw. therap. Dosis + letaler Dosis
verminderte Ansprechbarkeit, die zu Dosissteigerung führt
verminderte Wirkung durch häufige / frei. Einnahme

8.3 Wie werden Neuroleptika eingeteilt?

Typisch / atypisch, nach neuroleptischer Potenz

8.4 Was versteht man im Zusammenhang mit Neuroleptika unter dem Parkinson-Syndrom ?

Eine extrapyramidale unerwünschte Wirkung mit Rigor, Tremor, Akinese vornehmlich bei älteren Pt.

8.5 Nennen Sie einige typische Nebenwirkungen von Neuroleptika!

extrapyramidale NW
Frühdyskinesien, Spätdyskinesien
[illegible]
Amenorrhö + Galaktorrhö, [illegible]

8.6 Wie wirken trizyklische Antidepressiva, SSRI und MAO-Hemmer?

Sie verändern d. Transmitterstoffwechsel
v. Serotonin + Noradrenalin + Adrenalin
durch Down-Regulation d. Rezeptoren
d. postsynaptischen Zelle u. Wiederaufnahme
i.d. präsynaptische, MAO-Hemmer
d. enzymatischen Abbau d. Botenstoffe

8.7 Bei welchen Störungen ist Lithium indiziert?

bipolaren Stör., unipolarer Depr.,
unipolarer Manie, schizoaffektiver Stör.

8.8 Wie groß ist die therapeutische Breite bei Lithium?

minimal

8.9 Welche Abhängigkeitsformen kennen Sie bei Benzodiazepinen?

prim. Hochdosisabh., prim. Niedrig-
dosisabh., sek. Abhängigkeit

8.10 Welche Indikationen gibt es für den therapeutischen Einsatz von Psychostimulanzien?

Narkolepsie, therapieresistente
Depr., Hyperaktivität b. Kindern
(+ Erw.)

8.11 Nennen Sie einige Probleme, die sich aus der Kombination von Psychotherapie und Psychopharmakotherapie ergeben können!

passiv-rezept. Erwartungshaltung
P. kann sich "abgespeist fühlen"
psychol. Missdeutung d. Ther. zB als [illegible]
[illegible]

9 Methoden wissenschaftlich anerkannter psychotherapeutischer Verfahren

9.1 Welche Bestimmungsstücke hat die Verhaltensgleichung nach Kanfer und Saslow?

9.2 Wie unterscheiden sich horizontale und vertikale Verhaltensanalyse?

9.3 Was wissen Sie über die Methode der applied tension bzw. applied relaxation?

9.4 Welche Übungen kennt man im Autogenen Training?

9.5 Wie wird die systematische Desensibilisierung eingesetzt?

9.6 Was sind Expositionen in sensu und in vivo?

9.7 Was versteht man unter einer Reaktionsverhinderung?

9.8 Aus welchem Grund können in der Therapie Panikattacken durch Hyperventilation provoziert werden?

9.9 Was sind euthyme Methoden?

9.10 Wer hat Selbstsicherheitstrainings entwickelt?

9.11 Welchen Nutzen haben Rollenspiele?

9.12 Was ist mit Selbstregulation gemeint?

9.13 Was bedeutet der Begriff Gedankenstopp?

9.14 Nennen Sie Methoden, die unter paradoxer Intervention verstanden werden können!

9.15 Was verstehen Sie unter habit reversal?

9.16 Nennen Sie Methoden zur kognitiven Umstrukturierung!

9.17 Auf was bezieht sich der Begriff Realitätsüberprüfung?

9.18 Wie funktioniert die Spaltentechnik nach Beck?

9.19 Welche Phasen kennen Sie aus dem Stressimpfungsprogramm nach Meichenbaum?

9.20 Welche Methoden dienen in der Verhaltenstherapie zum Erwerb bzw. zum Abbau eines Verhaltens?

9.21 Welche Arten von Verstärkern kennen Sie?

9.22 Was bedeutet token economy?

9.23 Kennen Sie ROT?

9.24 Nennen Sie Ziele und Indikationen für Biofeedback-Verfahren!

9.25 Was versteht man unter störungsspezifischen Gruppentherapien?

9.26 Was wissen Sie über Hypnose?

9.27 Welche Informationen erhält man im psychoanalytischen/tiefenpsychologischen Erstinterview?

9.28 Durch welche Grundregel ist die Gesprächsführung in der Psychoanalyse bestimmt?

9.29 Was versteht man unter der therapeutischen Ich-Spaltung?

9.30 Nennen Sie die Achsen der OPD!

9.31 Welche Gruppenverfahren werden vom Göttinger Modell beschrieben?

9.32 Wodurch ist das Setting in der Psychoanalyse gekennzeichnet?

9.33 Welche psychischen Voraussetzungen sollte ein Patient für eine Psychoanalyse mitbringen?

9.34 Wie unterscheiden sich positive und negative Übertragung?

9.35 Welche Formen des Widerstands wurden von Freud definiert?

9.36 Wodurch kennzeichnet sich das Agieren?

9.37 Erklären Sie Neutralität und Abstinenz!

9.38 Beschreiben Sie den angemessenen Umgang mit Gegenübertragungen!

9.39 Wie definiert man Konfrontation, Klären, Deuten und Durcharbeiten?

9.40 Was versteht man unter einer tiefenpsychologisch fundierten Therapie?

9.41 Was wissen Sie vom Katathymen Bilderleben?

9.42 Wie kann die Regression begrenzt werden?

9.43 Nennen Sie einige strukturgebende Interventionen!

9.44 Wann ist gewöhnlich eine stationäre Therapie indiziert?

9.45 Nennen Sie einige Prinzipien des therapeutischen Handelns in der Gesprächspsychotherapie nach Rogers!

9.46 Welche Therapeutenvariablen nennt Rogers als notwendig und hinreichend?

9.47 Nennen Sie Notfallsyndrome!

9.48 Wie lassen sich Demenz und Depression unterscheiden?

10 Dokumentation und Evaluation psychotherapeutischer Behandlungsverläufe

✓ **10.1** Was sind dokumentationspflichtige Daten in der Psychotherapie?

Alle therapierelevanten Daten wie Anamnese, Diagnose, Befunde (auch v. Dritten), Verlaufsdaten, Überweisungskontext, Tätigkeitsdaten, Evaluationsdaten, Aufklärungsdaten, schriftl. Einwilligung, Prozessdaten

✓ **10.2** Nennen Sie einige Mindestanforderungen an eine Basisdokumentation!

Zeitnah, regelkonform, vollständig + richtig, schulenübergreifend, ökonomisch, in auf + stat. Software umsetzbar [illegible]

✓ **10.3** Welche Aufbewahrungsfristen für Akten gelten in der Psychotherapie?

10 J

30 J 30

10.4 Wie ist die Weitergabe von Daten an Dritte geregelt?

Bedürfen d. Einverständniserklärung d. P. bzw. d. Schweigepflichtsentbindung, oder [illegible]

✓ **10.5** Unterscheiden Sie efficacy und effectiveness!

efficacy = Wirksamkeit v. Idealbed.

effect. = Wirksamkeit v. klin. Bedingung

✓ **10.6** Gilt in der Psychotherapieforschung die so genannte Medikamentenmetapher?

Nein, die Frage lautet vielmehr: Welche P. benötigen unter welchen Bedingungen, welche Behandlung

10.7 Welche Möglichkeiten der Prä-post-Messung nutzt man bei der Ergebnisevaluation von Psychotherapien?

- direkte Messungen
- indirekte Messungen
- Goal Attainment Scaling
- Veränderungsfragebögen wie zum z.B. (VEB)
- Katamnesen

10.8 Was ist mit Zielerreichungsskalierung gemeint?

P. schätzt auf einer Skala ein, ob u. in welchem Umfang zuvor mit Th. def. Ziele erreicht o. verfehlt wurden

10.9 Wie unterscheiden sich Struktur-, Prozess- und Ergebnisqualität?

Strukturqual. bezieht sich auf die Rahmenbedingungen, Prozessqual. auf die Durchführung, Ergebnisqu. auf die Zielerreichung u. Ergebnis

10.10 Was sind Qualitätszirkel?

Soziotech. Instrumente z. Qualitätsförderung. Angehörige einer Profession treffen sich regelmäßig, um alltäglichen Probleme u. Arbeit

10.11 Wie hoch sind in der Regel die Rücklaufquoten bei Katamneseerhebungen?

Eher gering

Fragen

11 Berufsethik und Berufsrecht, medizinische und psychosoziale Versorgungssysteme, Organisationsstrukturen des Arbeitsfeldes, Kooperation mit Ärzten und anderen Berufsgruppen

11.1 Wie lauten die Grundprinzipien der Medizinethik nach Beauchamp und Childress?

Nichtschaden, Autonomiewahrung, Fürsorge, Gleichheit

11.2 Was wissen Sie über die Geschäftsfähigkeit bei Kindern und Jugendlichen?

unter 7 vollkommen geschäftsunfähig, 7–14 beschränkt geschäftsfähig, 14–18 [illegible]

11.3 Welche Inhalte muss die Aufklärung und Einwilligungserklärung des Patienten haben?

Diagnose, Therapieplan, mögl. Behandlungsrisiken, Behandlungsalternativen, [illegible]

11.4 Was gilt bezüglich der Schweigepflicht in der Psychotherapie?

Sie ist grundsätzlich gültig, darf nur bei Vorliegen v. [illegible] o. [illegible] [illegible] werden, Zeugnisverweigerungsrecht s. Zivil- + Strafprozessordnung [illegible]

11.5 Welche Kriterien gelten im Hinblick auf die Leistungspflicht der gesetzlichen Krankenversicherung bei einer Psychotherapie?

Notwendigkeit, Zweckmäßigkeit, Wirtschaftlichkeit

11.6 Welche Aufgaben hat die gesetzliche Unfallversicherung? [illegible]

[illegible] für Berufskrankheiten + Unfälle i. Beruf o. a. d. Weg z. Arbeit

11.7 Wie unterscheidet sich das Konsiliar- vom Liaisonmodell?

1 Psychologische und biologische Grundlagen der Psychotherapie (einschließlich entwicklungspsychologischer Aspekte)

1.1 Die **Krankenrolle** beschreibt die Veränderungen der Kontrollfunktion durch das Erleben einer Krankheit. In der Regel geht sie mit der Befreiung von alltäglichen Rollenverpflichtungen, mit dem Absprechen der Verantwortung für die Krankheit, mit der Verpflichtung zur Genesung beizutragen und mit der Suche nach fachkundiger Hilfe einher (S. 1).

1.2 Bei der **Diagnostik** unterscheidet man in die Symptom-, Syndrom- und Diagnoseebene (S. 2)

1.3 **Psychotherapie** umschreibt psychologische Methoden zur Behebung seelischer, emotionaler und Verhaltensstörungen. Es handelt sich um einen interaktionellen Prozess mit zielgerichtetem, bewusstem und geplantem Ablauf. Angestrebt wird die Beeinflussung von Störungen und Leid mittels lehrbarer Techniken aufgrund von wissenschaftlich begründetem Vorgehen (S. 2).

1.4 Unter **pränatalen Noxen** versteht man z.B. Infektionen der Schwangeren, Strahlenschäden, Intoxikationen, Sauerstoffmangel oder genetische Schädigungen. **Perinatalen Noxen** sind beispielsweise Frühgeburt, Hirnblutung, Nabelschnurumschlingung oder verzögerte Geburt. Als **postnatale Noxen** bezeichnet man unter anderem Ernährungsstörungen, Missbrauch, Hirntrauma sowie sozioökonomische oder psychosoziale Einflüsse (S. 2).

1.5 **Sozialisationsphasen** sind kultur- und zeitspezifisch. **Entwicklungsphasen** sind universell, genetisch bedingt und an das Lebensalter gebunden (S. 2f).

1.6 **Prodromalphasen** sind Vorläuferstadien einer Erkrankung (S. 3).

1.7 Das **Rezidiv** entspricht dem Rückfall bei einer Erkrankung. Als **Remission** bezeichnet man das temporäre Nachlassen von Symptomen ohne vollkommene Genesung (S. 3).

1.8 Mit **Vulnerabilität** bezeichnet man Krankheitsanfälligkeit oder Verletzlichkeit. Bei hoher Vulnerabilität genügen relativ geringe Belastungen zur Entstehung von Störungen (S. 3).

1.9 **Risikofaktoren** in der westlichen Kultur sind z.B. Alkoholmissbrauch, Rauchen, fehlende Bewegung, Übergewicht oder Stress. **Externe protektive Faktoren** sind z.B. günstige finanzielle Versorgung oder soziale Unterstützung. Kognitive Fähigkeiten oder soziale Kompetenz sind Beispiele für **interne protektive Faktoren** (S. 3).

1.10 **Resilienz** ist die Widerstandskraft, die den Ausbruch oder den Verlauf einer Störung mildernd beeinflusst (S. 3).

1.11 **Querschnittstudien** sind vergleichsweise schnell durchführbar und wenig aufwändig. Die Ergebnisse sind aber unter Umständen von den Sozialisationsbedingungen der Kohorten beeinflusst und es können keine Aussagen über intraindividuelle Veränderungen gemacht werden. Außerdem sind die statistischen Verfahren zur Auswertung relativ wenig effizient und die Generalisierung der Ergebnisse über die Zeit macht Probleme. Mit **Längsschnittstudien** können intra- und interindividuelle Veränderungen erfasst werden und es stehen effiziente statistische Verfahren zur Verfügung. Allerdings können sich die Variation der Umweltbedingungen sowie Mortalität und Alterung der Probanden auf die Befunde auswirken. Des Weiteren können systematische Drop-outs sowie Lern- oder reaktive Effekte auftreten. Die Methode ist nicht mehr veränderbar. Wichtig ist die Wahl der richtigen Sequenz der Untersuchungszeitpunkte (S. 3f).

1.12 Die **Laborstudie** hat hohe interne und niedrige externe Validität. Die **Feldstudie** ist dagegen durch hohe externe und niedrige interne Validität gekennzeichnet. Anders ausgedrückt steht die Laborstudie für hohe efficacy und die Feldstudie für hohe effectiveness (S. 4f; S. 191f).

1.13 Bei **Gruppenstudien** werden möglichst große Stichproben ausgewählt, die in Kontroll- und Experimentalgruppe eingeteilt werden. Die Mittelwertsunterschiede zwischen den beiden Gruppen werden statistisch auf Signifikanz geprüft (S. 5).

1.14 Bei **quasiexperimentelle Untersuchungen** gibt es im Gegensatz zum **Experiment** keine Kontrollgruppe bzw. sie ist nicht durch Randomisierung (Aufteilung der Population nach dem Zufallsprinzip in Experimental- und Kontrollgruppe) entstanden (S. 5).

1.15 Die **Wirksamkeit einer Behandlung** kann über die Effektstärke als Mittelwertsunterschied eines Merkmals vor und nach der Behandlung dividiert durch die Standardabweichung des Merkmals vor der Therapie berechnet werden. Andere Hinweise auf die Wirksamkeit einer Intervention können z.B. durch Prä-post-Vergleiche, Vergleich mit einer Kontroll-Wartegruppe, Plazebostudien, Veränderungsfragebögen oder die Zielerreichungsskalierung erhoben werden (S. 6; S. 192f).

1.16 Bei der Analyse einzelner Sequenzen zwischen Patient und Therapeut spricht man von der **Mikroprozessanalyse**. Die Auswertung größerer Teile des Therapieverlaufs bezeichnet man als **Makroprozessanalyse** (S. 6).

1.17 In **Metaanalysen** werden Primäruntersuchungen zur Wirksamkeit von Therapieverfahren zusammengefasst und verglichen (S. 6).

1.18 **Klassisches Konditionieren** geht auf Pawlow zurück. Skinner gilt als wichtigster Vertreter der **instrumentellen Konditionierung**. Kanfer, Beck und Ellis werden mit der **kognitiven Wende** in Verbindung gebracht (S. 7).

1.19 Bei **Attributionen** werden Ursachen und Erklärungen zugeschrieben, um Verhalten zu erklären, zu kontrollieren und vorherzusagen. Die **Kontrollüberzeugung** entspricht der prinzipiellen Ansicht, selbst bestimmen zu können (S. 8f).

1.20 **Coping** ist ein Ich-Prozess zur Bewältigung von Stress. Es dient der Überwindung von Belastungen aus der Beziehung zwischen Mensch und Umwelt. Die Coping-Strategien werden unterschieden in Informationssuche, direkte Aktion, Aktionshemmung und intrapsychische Veränderungen wie Selbsttäuschung oder Ablenkung (S. 9; S. 32).

1.21 Nach **Freud** liegt die Triebquelle in einem körperlichen Spannungszustand, der aufgehoben werden soll. Aus dem Dualismus zwischen Ich-Trieben und sexuellen Trieben entwickelte Freud später die Vorstellung vom Lebens- und Todestrieb. **Hull** beschreibt Triebe als Folgen einer Störung der Homöostase. Sie stellen ungerichtete Energie bereit und sind Bestandteil der Formel: Reaktion = f (Gewohnheit x [Trieb x Anreiz]) (S. 10).

1.22 **McClelland** erfasste die **Leistungsmotivation** über den Thematischen Apperzeptionstest (TAT) (S. 10).

1.23 Die **Laswell-Formel** steht für: „Wer sagt was, zu wem, womit, durch welches Medium, mit welcher Absicht und welchem Effekt?“ (S. 12).

1.24 Bei der primären, sekundären oder tertiären soziogenetischen Entstehung von Störungen (**Soziognese**) nehmen soziale Bedingungen Einfluss auf Art, Beginn oder Verlauf von Erkrankungen (S. 12).

1.25 **Störungskonzepte:** In der Verhaltenstherapie wird davon ausgegangen, dass abweichendes Verhalten erlernt wird, dass es kontextabhängig und relativ ist. Unter psychodynamischer Sichtweise wird gestörtes Verhalten als Ergebnis von unbewussten Lösungsversuchen innerpsychischer Konflikte oder von Entwicklungsdefiziten verstanden (S. 13).

1.26 Die Begriffe stammen aus der Gerontologie. Unter **Disengagement** versteht man den Rückzug älterer Menschen aus ihren sozialen Rollen. **SOK** steht für Selektion, Optimierung, Kompensation als Entwicklungsprozesse beim erfolgreichen Altern (S. 13f).

1.27 Die **Vigilanz** wird über das aufsteigende retikuläre Aktivierungssystem (ARAS) der Formatio reticularis geregelt (S. 14).

1.28 Beim **Schreck** kommt es über die Aktivierung des autonomen Nervensystems zur Steigerung der Herzfrequenz, Blässe, der Erweiterung der Blutgefäße im Kopf, Erhöhung der Hautleitfähigkeit, Blockade der alpha-Wellen im EEG und verstärkter Schweißsekretion (S. 14).

1.29 Bei der **Aktivierung** erhöht sich über noradrenerge Erregung die Herz- und Atemfrequenz, die Hautleitfähigkeit nimmt zu, die Pupillen erweitern sich und die Reaktionszeiten verkürzen sich. Durch die Aktivierung werden die Sinneswahrnehmungen schärfer. Bei der **Habituation** nimmt die Reaktionsbereitschaft durch Adaption an die wiederholte Reizung ab (S. 14).

1.30 Bei der **Sensibilisierung** steigt die Empfindlichkeit nach wiederholtem Kontakt mit einem Reiz oder einer Substanz. Dagegen sinkt die Empfindlichkeit durch Wiederholung bei der **Toleranzbildung**, so dass immer stärkere Reize oder Substanzen eingesetzt werden müssen, um eine Reaktion hervorzurufen (S. 14).

1.31 **Preparedness** ist nach Seligman die evolutionär bedingte erhöhte Bereitschaft, auf bestimmte Reize mit Angst zu reagieren (S. 14).

1.32 Die **Plastizität des Gehirns** ergibt sich aus der multiplen Kontrolle der Funktionen. So können Schädigungen außer durch Restitution auch durch Kompensation ausgeglichen werden (S. 15; S. 185).

1.33 Die **alpha-Wellen** haben eine Frequenz von 8 bis 13 Hz bei einer Amplitude von 20 bis 120 μVolt. Sie entstehen im entspannten Wachzustand mit geschlossenen Augen und sind synchronisiert. Bei den **beta-Wellen** liegt die Frequenz bei 14 bis 30 Hz und die Amplitude bei 5 bis 50 μVolt. Beta-Wellen sind typisch für den Wachzustand mit offenen Augen und geistiger Tätigkeit. Sie bilden ein desynchronisiertes EEG-Muster (S. 15f).

1.34 Das **EEG** wird verwendet zur Erfassung der Schlafstadien, von Krampfpotenzialen, von entzündlichen oder stoffwechselbedingten Hirnerkrankungen, von Schlaganfällen oder des Hirntodes (S. 16).

1.35 Die **Hautleitfähigkeit** ist ein Maß für die Sympathikusaktivität und gibt z.B. an, wie sehr sich der Proband gestresst fühlt (S. 16).

1.36 Zu den **bildgebenden Verfahren** zählen Computertomografie (CT), Magnetresonanztomografie (MRT), funktionales Magnetresonanz-Imaging (fMRI) und Positronen-Emissions-Tomografie (PET) (S. 16f).

1.37 Das **Diathese-Stress-Modell** beschreibt das Zusammenwirken von genetischer Disposition für eine Störung und belastenden Lebensereignissen. Im **Vulnerabilitäts-Stress-Modell** wird die Störung auf die spezifische Kombination aus individueller Krankheitsanfälligkeit und Stressoren zurückgeführt. Im Vergleich zur Diathese wird die Vulnerabilität als weniger zeitstabil definiert (S. 17).

1.38 Kurzfristig führen **Stresserfahrungen** durch die Aktivierung des Sympathikus zur Ausschüttung von Adrenalin und Noradrenalin aus dem Nebennierenmark. Längerfristig werden aus dem Hypothalamus Kortikotropin-Releasing-Hormone freigesetzt, die die Hypophyse zur Ausschüttung von adenokortikotropen Hormon (ACTH) anregen. ACTH führt zur Freisetzung von Glukokortikoiden aus der Nebennierenrinde. Die Stressreaktion erhöht die Krankheitsanfälligkeit, vermindert die Leistungsfähigkeit und kann zu depressiven Symptomen führen (S. 17).

2 Konzepte über Entstehung, Aufrechterhaltung und Verlauf psychischer Störungen und psychisch mitbedingter Krankheiten

2.1 Die **Prävalenz** entspricht der Auftretenshäufigkeit von Störungen. Mit **Inzidenz** bezeichnet man den Anteil von Neuerkrankungen im Verhältnis zur Anzahl der Untersuchten (S. 18).

2.2 Im Vergleich zu Männern werden bei **Frauen häufiger** Depressionen, Essstörungen, Angststörungen, dissoziative Störungen, posttraumatische Belastungsstörungen, Borderline-Persönlichkeitsstörungen, funktionelle Störungen und Suizidversuche diagnostiziert (S. 19).

2.3 Man unterscheidet die affektiv/emotionale, die kognitiv/verbale, die motorische und die physiologische **Ebene** (S. 20).

2.4 Die Grundlage der **Verhaltenstherapie** liegt in der experimentellen Psychologie. Die Behandlung ist symptomorientiert und setzt am aktuellen Problem an. Meist handelt es sich um eine „Breitbandbehandlung", orientiert an auslösenden und aufrechterhaltenden Bedingungen des Verhaltens. Das Ziel wird von Therapeut und Patient gemeinsam erarbeitet und liegt in „Hilfe zur Selbsthilfe". Dabei führt nur aktives Handeln des Patienten zu Veränderungen (S. 21).

2.5 Positive **Verstärkung** ist durch eine angenehme Konsequenz und negative Verstärkung durch den Wegfall einer unangenehmen Konsequenz definiert. Bei der kontinuierlichen Verstärkung wird jede gewünschte Reaktion belohnt, bei der intermittierenden Verstärkung wird das erwünschte Verhalten nach einem Quoten- oder Intervallplan verstärkt (S. 22; S. 163).

2.6 Beim **Vermeidungslernen** tritt eine negative Verstärkung auf: Verhaltensweisen, mit denen der Patient eine unangenehme Situation umgehen kann, treten häufiger auf (S. 22).

2.7 Durch die **Stimuluskontrolle** werden die Reizbedingungen systematisch verändert, um die Auftrittswahrscheinlichkeit von unerwünschtem Verhalten zu reduzieren und von erwünschtem Verhalten zu erhöhen (S. 22; S. 163).

2.8 Beide Ansätze sind kognitive Konzepte. **Ellis** entwickelte die Rational-Emotive-Therapie. Der Patient wird dabei mit den Zusammenhängen zwischen Auslöser (A), Bewertungen (B) und affektiven Konsequenzen (C) konfrontiert, um seine irrationale Sichtweise zu verändern. Nach **Beck** sind Depressionen durch negativ verzerrte Selbstwahrnehmung, Enttäuschung von der Umwelt und eingeengte Sicht der Zukunft (kognitive Triade) gekennzeichnet. Sie entstehen durch die Aktualisierung dysfunktionaler, in der Kindheit erlernter Denkschemata, die zu logischen Fehlern (z.B. Katastrophisierung, Personalisierung, perfektionistisches Denken) führen. Die Therapie besteht aus logischer, empirischer und pragmatischer Analyse dieser Schemata (S. 23; S. 161f).

2.9 **Selbstkontrolle** besteht aus dem Verzicht auf eine unmittelbare positive Konsequenz bzw. aus dem Inkaufnehmen einer kurzfristig negativen Konsequenz zu Gunsten einer langfristig zu erwartenden positiven Konsequenz (S. 24).

2.10 Das **topografische Modell** umfasst das Bewusste, das Vorbewusste und das Unbewusste. Das **Strukturmodell** oder 3-Instanzen-Modell setzt sich aus Es, Ich und Überich zusammen (S. 25).

2.11 Das **Überich** enthält die internalisierten Gebote und Verbote der Eltern und Gesellschaftsnormen (S. 25).

2.12 **Vertreter der Ich-Psychologie** sind z.B. Horney, A. Freud, Erikson, Rapaport und Hartmann. Die **Selbstpsychologie** wurde weitgehend von Kohut entwickelt. Winicott, Balint, Klein, Sullivan, Erikson und Kernberg gelten als Repräsentanten der Objektbeziehungspsychologie (S. 25).

2.13 Gemäß der **psychoanalytischen Konfliktpathologie** unterscheidet man den äußeren, interpersonellen oder realen Konflikt zwischen dem Ich und der Umwelt, den inneren oder neurotischen Konflikt zwischen dem Es und dem Ich sowie den verinnerlichten Konflikt oder Gewissenskonflikt zwischen dem Ich und dem Überich (S. 26).

2.14 Typische **Abwehrmechanismen** sind z.B. Affektualisierung, Entwertung/Idealisierung, Identifikation, Intellektualisierung, Introjektion, Isolierung, Projektion, projektive Identifikation, Rationalisierung, Reaktionsbildung, Regression, Spaltung, Sublimierung, Ungeschehenmachen, Verdrängung, Verleugnung, Vermeidung, Verschiebung oder Wendung gegen die eigene Person (S. 27).

2.15 Der **primäre Krankheitsgewinn** entsteht aus der psychischen Entlastung durch das Symptom und der damit verbundenen Angstminderung. Beim **sekundären Krankheitsgewinn** kommt es aus dem sozialen Umfeld zu Vergünstigungen, wie z.B. zu mehr Aufmerksamkeit (S. 28).

2.16 Nach der **Konfliktpathologie** entsteht das Symptom durch die Kompromissbildung bei unbewussten inneren Konflikten. Bei der **Strukturpathologie** wird davon ausgegangen, dass das Symptom auf unzureichende Ich-Funktionen zurückgeführt werden kann (S. 26; S. 28f).

2.17 Beim **sequenziellen Trauma** wiederholen sich starke seelische und/oder körperliche Belastungen (z.B. politische Verfolgungswellen). Das **kumulative Trauma** ist durch die Ansammlung an sich nur wenig belastender Ereignisse gekennzeichnet (z.B. Mobbing-Erfahrungen) (S. 30).

2.18 Antonovsky definierte ein Kontinuum zwischen gesund und krank. Sein **Konzept der Salutogenese** basiert auf der Annahme, dass Gesundheit immer wieder hergestellt werden muss und nicht von allein besteht. Wesentliches Merkmal von Gesundheit ist ein stark ausgeprägter „sense of coherence" als

Zuversicht, dass die Lebensbedingungen vorhersagbar und handhabbar sind. Dieses Kohärenzgefühl setzt sich aus dem Komponenten Verstehbarkeit, Bewältigbarkeit und Sinnhaftigkeit zusammen (S. 30).

2.19 Als **Compliance** bezeichnet man die mehr oder weniger kooperative Reaktion des Patienten auf die Behandlungsvorschläge des Therapeuten (S. 32).

2.20 Bei **Somatisierungsprozessen** werden psychische Belastungen körperlich ausgedrückt (Konversion) (S. 32).

3 Definition, Diagnostik, Differenzialdiagnostik und Indikationsstellung psychischer Störungen

3.1 Moderne **Klassifikationssysteme** sind deskriptiv und nicht ätiologisch orientiert. Die Diagnose wird kriteriumsbezogen und operationalisierbar gestellt. Der Krankheitsbegriff wurde zugunsten des Störungsbegriffs aufgegeben. Auf die Begriffe „Neurose" und „Endogenität" wurde verzichtet (S. 33).

3.2 Unter **Screening** versteht man einen eher groben Siebtest. Bei der **Klassifikation** werden Elemente einer Population so in Klassen eingeteilt, dass die Zuordnung möglichst eindeutig ist. **Selektion** ist ein Sonderfall der Klassifikation mit den Alternativen Zulassung und Ablehnung (S. 35f).

3.3 Bei der **selektiv-differenziellen Indikation** wird im Vorfeld geplant, welche Therapie, bei wem, für was und unter welchen Umständen geeignet ist. Ergeben sich Veränderungen, wird der Patient weiter verwiesen. Bei der **prozessual-adaptiven Indikation** wird der Therapieverlauf ständig optimiert und die Indikationsentscheidung immer wieder überprüft (S. 36).

3.4 Beim Einsatz von **projektiven Verfahren** wird davon ausgegangen, dass Interessen, Bedürfnisse, Gewohnheiten, Zustände usw. des Patienten in mehrdeutiges Material projiziert werden und dass die Deutung dieser Projektionen diagnostisch genutzt werden kann. Man unterscheidet Formdeuteverfahren, verbal-thematische Verfahren sowie zeichnerische und Gestaltungsverfahren (S. 39; S. 170).

3.5 **Ressourcen** sind alles, was eine Person als hilfreich erlebt. Sie umfassen das Können, das Wissen, das Wollen, die Beziehungen und die Lebensumstände und sollten zu Beginn der Therapie erfasst werden (S. 40).

3.6 Zu den **Bereichen des psychischen Befunds** (signs und symptoms) zählen äußere Erscheinung, Bewusstsein, Affekte, Orientierung, Gedächtnis, Konzentration, Psychomotorik, formales und inhaltliches Denken, Wahnideen, Wahnwahrnehmung, Ich-Erleben, katatone Symptome, Sozialverhalten, Substanzkonsum, körperliche Symptome und Suizidalität des Patienten (S. 40).

3.7 Beim **erweiterten Suizid** werden vor der Selbsttötung andere Menschen getötet. Der **appelative Suizid** wird als eine Art Hilferuf verstanden, der die Umwelt auf die Not des Betroffenen aufmerksam machen soll (S. 41).

3.8 Zur **Erhebung von** ICD-10- bzw. DSM-IV-**Diagnosen** dienen z.B. die Internationalen Diagnose Checklisten (IDCL), die Strukturierten Interviews zur Erfassung und Diagnostik psychischer Störungen (SKID I und II), das Diagnostische Interview bei psychischen Störungen (DIPS), das Interview der Arbeitsgemeinschaft für Methoden und Dokumentation in der Psychiatrie (AMDP) und das Composite International Diagnostik Interview (CIDI) (S. 41f).

3.9 **Fremdbeurteilungsverfahren** sind z.B. die Hamilton Depressions- (HAMD) oder Angstskala (HAMA), der Mini-Mental-Status-Test (MMST) oder die Brief Psychiatric Rating Scale (BPRS). Zur **Selbstbeurteilung** werden z.B. das Beck-Depressions-Inventar (BDI), die Symptomcheckliste-90 R (SCL-90 R) oder die Paranoid Depression Scale (PDS) eingesetzt (S. 42).

3.10 Ab Werten von 18 im **Beck-Depressions-Inventar** (BDI) gilt die Depression als behandlungsbedürftig (S. 42).

3.11 **Verfahren zur Erfassung der Befindlichkeit** sind z.B. der Mehrdimensionale Befindlichkeitsfragebogen (MDBF) oder die Befindlichkeitsskala (Bf-S) (S. 43).

3.12 Als **Kriterien bei der Testbeurteilung** gelten: Objektivität als Maß für die Unabhängigkeit vom Untersucher bzw. Auswerter, Reliabilität als Maß für die Zuverlässigkeit mit der gemessen worden ist und Validität als Maß für die Gültigkeit von Ergebnissen (S. 43).

3.13 Unter den **Big-five-Persönlichkeitszügen** versteht man Extraversion, Verträglichkeit, Gewissenhaftigkeit, Neurotizismus und Intellekt (S. 44).

3.14 Eine **Simulation** liegt z.B. darin begründet, dass sich der Patient erhofft, bessere Lebensumstände durch Rente, Hafterleichterung oder Entlassung aus dem Militär zu erreichen (S. 47f).

4 Psychische Störungen im Kindes- und Jugendalter

4.1 **Piaget** unterscheidet das sensumotorische Stadium bis zum zweiten Lebensjahr, das präoperationale Denken vom zweiten bis zum siebten Lebensjahr, das konkret-operationale Denken vom siebten bis zum elften Lebensjahr und die formalen Operationen ab dem zwölften Lebensjahr (S. 61).

4.2 Nach **Havighurst** stellen sich Entwicklungsaufgaben in einer bestimmten Lebensperiode aus biologischen Veränderungen, sozialen Gegebenheiten oder individuellen Erwartungen. Wenn die Aufgabe bewältigt werden kann, weil eine optimale Diskrepanz zwischen der gegebenen Kompetenz und der Herausforderung besteht, erlebt der Betroffene Glück und Erfolg (S. 64).

4.3 Der **Fremde-Situations-Test** besteht aus acht dreiminütigen Episoden, die durch einen Einwegspiegel beobachtet werden. Erfasst werden das Nähesuchen, das Kontaktverhalten, der Widerstand und die Vermeidung im Verhalten des Kindes. Je nach Ausprägung dieser Variablen werden eine sichere Bindung (Erkundungsverhalten, Erleichterung bei Vereinigung mit der Mutter, Bevorzugung der Mutter), eine vermeidend/unsichere Bindung (wenig Bindung, vermehrtes Erkundungsverhalten, Ignorieren der Mutter bei Vereinigung, keine Bevorzugung der Mutter), eine ambivalent-unsichere Bindung (Abhängigkeitskonflikte, Angst oder Aggression) oder eine desorganisierte Bindung (bizarre Verhaltensweisen) diagnostiziert (S. 65).

4.4 Man unterscheidet in den autokratisch/autoritären, autoritativ/demokratischen, laissez-faire/permissiven und indifferenten **Erziehungsstil**. Die Erziehungsstile können auch in ein Koordinatensystem mit den Achsen Liberalität/Kontrolle und Ablehnung/Zuwendung eingeordnet werden (S. 65).

4.5 **Rutter** nennt als Faktoren, die oft mit psychischen Störungen bei Kindern einhergehen: viel Streit der Eltern, niedriger sozialer Status der Familie, psychische Störungen der Mutter, psychische (speziell aggressive) Auffälligkeiten beim Vater, sehr viele Familienmitglieder und Fremdplatzierung der Kinder. Ein Faktor alleine wirkt sich nicht negativ aus, bei zwei Faktoren erhöht sich das Risiko um das Vierfache, bei vier Faktoren um das Zehnfache (S. 67).

4.6 **Folgen psychischer Störungen der Eltern** können bei den Kindern z.B. Unsicherheit, Schuldgefühle, sozialer Rückzug oder Übernahme von zuviel Verantwortung sein. Je jünger das Kind bei der Erkrankung der Eltern ist, um so stärker sind die Auswirkungen. Die Prävalenz für behandlungsbedürftige Störungen beim Kind erhöht sich deutlich, wenn bei den Eltern eine psychische Erkrankung diagnostiziert wurde (S. 68).

4.7 Nach **Erikson** entwickelt sich **Identität** aus der lebenslangen Abfolge von psychosozialen Krisen mit einem spezifischen Konflikt (S. 70):

- 1. Lebensjahr: Urvertrauen versus Urmisstrauen
- 2. und 3. Lebensjahr: Autonomie versus Scham/Zweifel
- 4. und 5. Lebensjahr: Initiative versus Schuldgefühl
- 6. bis 11. Lebensjahr: Werksinn/Fleiß versus Minderwertigkeitsgefühl
- 12. bis 18. Lebensjahr: Identitätsfindung versus Rollendiffusion
- junges Erwachsenenalter: Intimität versus Isolation
- mittleres Alter: Zeugungsfähigkeit versus Selbstabkapselung/Stagnation
- hohes Alter: Ich-Integrität versus Verweiflung/Lebensekel

4.8 **Freud** unterscheidet die orale **Phase** bis zum Ende des ersten Lebensjahres, die anale Phase im zweiten und dritten Lebensjahr, die ödipale Phase vom dritten bis zum sechsten Lebensjahr, die Latenzphase vom sechsten bis zum zwölften Lebensjahr und die Adoleszenz ab dem zwölften Lebensjahr (S. 70f).

4.9 Nach Winnicott nutzen Kinder ab dem vierten Lebensmonat **Übergangsobjekte** zur Selbstregulation unter Belastung. Die Objekte (z.B. Kuscheltiere) dienen zur Externalisierung der guten Erfahrungen mit der Mutter (S. 71).

4.10 Die **Störungsgesamtbelastung** nimmt vom Kindes- zum Jugendalter zu. Dies gilt wahrscheinlich für Mädchen stärker als für Jungen (S. 79).

4.11 Beispiele für **Verfahren zur Leistungsdiagnostik** im Kindes- und Jugendalter sind z.B. der Hamburg-Wechsler Intelligenztest für Kinder (HAWIK-III), die Kaufman Assessment Battery for Children (K-ABC) oder das Adaptive Intelligenz Diagnostikum (AID 2). Zur **Entwicklungsdiagnostik** dienen z.B. der Wiener Entwicklungstest (WET), der psycholinguistische Entwicklungstest (PET) oder die Griffiths-Entwicklungsskalen. Zur **Persönlichkeitsdiagnostik** können beispielsweise der Kinder-Apperzeptionstest (CAT), der Scenotest oder der Rosenzweig Picture Frustration Test (P-F Test) eingesetzt werden (S. 83f).

4.12 In der Kindheit sind Jungen öfter in medizinischer Behandlung als Mädchen. Ab der Pubertät ändert sich das **Inanspruchnahmeverhalten**. Danach klagen Mädchen und Frauen öfter als Jungen und Männer über gesundheitliche Probleme. Sie suchen dann deutlich häufiger den Arzt auf als männliche Personen (S. 85).

4.13 Für den Erfolg der Psychotherapie bei Kindern und Jugendlichen ist der **Einbezug der Eltern** in die Behandlung sehr wichtig. Etwa jede vierte Sitzung sollte für die Bezugspersonen genutzt werden. Günstig scheint zu sein, wenn die Eltern einen Teil der Kontrolle über das Kind zeitweise an den Therapeuten abgeben können und sich durch die Notwendigkeit der Inanspruchnahme therapeutischer Hilfe nicht zu sehr gekränkt fühlen (S. 86).

4.14 Im Vergleich zu den Träumen von Erwachsenen gelten die **Träume von Kindern** als kürzer, klarer, kohärenter, weniger entstellt und leichter zu verstehen. Die Deutung der Träume wird erst ab dem Jugendalter empfohlen (S. 88).

4.15 Im Vergleich zur Therapie bei erwachsenen Patienten gibt sich der Therapeut bei der **Behandlung von Kindern** aktiver und weniger abstinent (S. 88).

4.16 Die **Spieltherapie** wird vor allem bei emotionalen Störungen und Selbstwertproblemen von Kindern genutzt. Das Spiel dient der Verdeutlichung des Unbewussten und ersetzt die freie Assoziation und die Traumerzählung in der psychoanalytischen Therapie von Erwachsenen. Im Spiel kann das Kind neue Fähigkeiten erwerben und probieren (S. 88).

4.17 Im Kindes- und Jugendalter kommt es relativ häufig zu Suizidversuchen, Drogenmissbrauch und aggressiven Durchbrüchen, die eine **Krisenintervention** erforderlich machen können (S. 89).

4.18 **Behandlungsbedürftig** sind z.B. **Eltern** mit Schreibabies, Kindern mit einer Schlaf-, Fütter- oder Bindungsstörung oder misshandelten Kindern (S. 89).

5 Intra- und interpersonelle Aspekte psychischer und psychisch mitbedingter Störungen in Paarbeziehungen, Familien und Gruppen

5.1 Als **Funktionen** von Familien kennt man unter anderen die generative Funktion, die Haushaltsfunktion, die Platzierungfunktion, die Erholungsfunktion und die Regulierungsfunktion (S. 90).

5.2 **Kennzeichen von Einelternfamilien** sind beispielweise, dass elterliche Vorbilder fehlen, der alleinerziehende Elternteil oft unter hohem psychischen Druck steht und ein erhöhtes Risiko für Erkrankungen hat. Die wirtschaftlichen Verhältnisse bei Einelternfamilien sind oft eingeschränkt. Auch die Wohn- und Arbeitssituation sind meist schlechter als in so genannten vollständigen Familien (S. 90; S. 92).

5.3 **Auswirkungen von Scheidungen** sind unter anderem, dass Geschiedene öfter von psychischen Störungen betroffenen sind als Ehepaare und dass sich oft die wirtschaftliche Situation verschlechtert. Rund 50 % der Kinder aus Scheidungsfamilien haben den Kontakt zu einem Elternteil verloren. Die Scheidung erleben etwa $^3/_4$ der betroffenen Kinder als Krise. Wenn die Trennung vor dem zehnten Lebensjahr der Kinder erfolgt, sind die Auswirkungen meist gravierender als bei späterer Trennung. Scheidungskinder haben im Vergleich zu anderen bis ins Erwachsenenalter gehäuft psychische Schwierigkeiten. Kinder, die vor der Scheidung unter Gewalt gelitten haben, profitieren allerdings meist von einer Trennung der Eltern (S. 92).

5.4 Das **Konzept** der **expressed emotions** macht Aussagen darüber, wie sich die Einstellung von Angehörigen auf die Rückfallquote von Schizophreniepatienten auswirkt. Die familiäre Atmosphäre wird durch das halbstandardisierte Camberwell Family Interview (CFI) von Rutter und Brown erfasst. Viel Kritik, große Feindseligkeit und starkes emotionales Engagement bei den Angehörigen steht für high expressed emotions, die mit einer hohen Rückfallquote der Schizophreniepatienten einhergehen (S. 92f).

5.5 Die **Partnerschaftsqualität** bestimmt sich weitgehend darüber, wie das Paar bei inhärenten Konflikten in der Partnerschaft kommuniziert. Ungünstige Bedingungen sind durch destruktive, defensive, verächtliche, provokative und sich zurückziehende Kommunikation mit wenig Übereinstimmung zwischen verbalen und nonverbalen Botschaften gekennzeichnet (S. 93).

5.6 **Zwangsprozesse** sind durch eine zirkulär-destruktive Interaktion definiert. Wie in einem Teufelskreis verschlechtert sich die Beziehung kontinuierlich (S. 94).

5.7 **Gottman** beschreibt in dem **Balancemodell** wie eine negative Interaktion zu einer starken aversiven Erregung mit einer „emotionalen Überschwemmung" führt. Die gemeinsame Beziehungsgeschichte wird daraufhin negativ interpretiert, was eine Trennung wahrscheinlicher macht. Bei instabilen Beziehungen stehen positive und negative Verhaltensweisen in einem Häufigkeitsverhältnis von etwa 0,8:1. Stabile Beziehungen zeichnen sich durch ein Häufigkeitsverhältnis von ca. 5:1 zwischen positiven und negativen Verhaltensweisen aus (S. 94).

5.8 Gemäß der **Objektbeziehungstheorie** werden Personen (Objekte) libidinös besetzt. Frühe Erfahrungen des Selbst mit diesen Objekten prägen alle weiteren Beziehungen. Durch die Therapie wird versucht, die inneren Objekte zu ändern (S. 95; S. 168).

5.9 In beiden Modellen werden Beziehungsepisoden analysiert. Beim zentralen Beziehungskonflikt (**ZBKT**) werden die Beziehungswünsche des Patienten, die Reaktion der anderen auf die Wünsche und die darauf folgende Reaktion des Patienten erfasst. Das zyklisch maladaptive Beziehungsmuster (**CMP**) besteht aus der vom Patienten gewünschten Reaktion anderer, der erwarteten negativen Reaktion anderer, dem Verhalten des Patienten anderen gegenüber, dem Verhalten anderer gegenüber dem Patienten und dem Verhalten des Patienten gegenüber sich selbst (S. 95).

5.10 Nach Willi entwickeln sich **Kollusionen** bei gemeinsamen unbewussten Grundkonflikten (narzisstisch, oral, anal, phallisch) zwischen Partnern, von denen einer progressive und der andere regressive Tendenzen vertritt. Trotz des scheinbaren Zusammenspiels zwischen den Partnern lässt sich der Grundkonflikt nicht lösen (S. 95).

5.11 **Reziprozität**strainings bestehen aus Übungen zu Verhaltens- und Bedingungsanalysen, zur Verbesserung der Kommunikation, zur Konfliktlösung und zur Balance zwischen Kosten und Nutzen (S. 96).

5.12 Bewusste oder unbewusste **Vermächtnisse** an folgende Generationen können Familien sehr stark prägen. Probleme ergeben sich z.B., wenn divergierende Vermächtnisse zu Loyalitätskonflikten führen (S. 97).

5.13 Nach Stierlin besteht bei der bezogenen **Individuation** ein Gleichgewicht zwischen Individualisierung und Anpassung an die soziale Umwelt. Bei der Überindividuation ist die Abgrenzung zu stark, bei der Unterindividuation zu gering ausgeprägt (S. 97).

5.14 Mit **Delegation** sind die meist unbewussten Aufträge der Eltern an die folgende Generation gemeint. Die **Parentifizierung** ist eine Delegation, bei der es zur Rollenumkehr in der Familie kommt, weil die Kinder Partner- oder Elternfunktionen übernehmen (S. 97).

5.15 **Familienmythen** geben die Realität verzerrt wieder und werden in der Familie offen weitergegeben. **Familiengeheimnisse** werden dagegen weitgehend verschwiegen (S. 97f).

5.16 **Richter** vertritt die psychoanalytisch orientierte Familien- und Sozialtherapie. Er geht davon aus, dass Kinder in Familien die von den Eltern vorgegebenen

Rollen übernehmen. Richter unterscheidet charakterneurotische und symptomneurotische Familien (S. 98).

5.17 In der **systemischen Familientherapie** finden z.B. Anwendung (S. 46; S. 99):
- zirkuläres Fragen: Der Therapeut befragt ein Familienmitglied über die Interaktion zwischen zwei anderen Familienmitgliedern.
- reframing, Umdeuten: Eine Aussage wird in einen anderen Sinnzusammenhang gesetzt.
- Genogramme, Skulpturbildung: Die Familienstruktur wird visualisiert.
- Rituale: Gestörte familiäre Interaktionen werden durch eine gemeinsame Aktivität unterbrochen.

5.18 Durch **Kohäsion** entsteht ein Wir-Gefühl in der Gruppe. Je mehr Kohäsion erlebt wird, umso besser funktioniert die Gruppentherapie (S. 99).

5.19 **Interventionstechniken** in Gruppen sind z.B. das „Blitzlicht", der Rollentausch, die Methode des leeren Stuhles, das Feedback oder das Erschaffen von „Skulpturen" (S. 100).

5.20 Im Rahmen der **Psychoedukation** werden Informationen über Störungen und ihre Behandlung weitergegeben. So soll die Krankheitsbewältigung verbessert werden (S. 100; S. 152).

5.21 **Foulkes** unterscheidet im **Gruppenprozess** Initialphase mit der Illusion der Teilnehmer über die Allwissenheit des Gruppenleiters, Intermediärphase mit gegenseitiger Aussprache und Terminalphase mit Durcharbeitung bis zur Ablösung aus der Gruppe (S. 100f).

5.22 **Foulkes** beschreibt die individuelle **Matrix** aus eigenen Erfahrungen des einzelnen Gruppenteilnehmers, die Grundlagenmatrix aus kollektiven Gemeinsamkeiten (z.B. der Sprache) und die transpersonale Gruppenmatrix aus den unverwechselbaren Beziehungen in der Gruppe (S. 101).

5.23 Bei der **Minimalstrukturierung** von Therapien wird so wenig wie möglich Einfluss auf die Gruppe genommen. Es werden keine Vorgaben z.B. zum Thema gemacht (S. 102).

6 Prävention und Rehabilitation

6.1 **Kriseninterventionen** sind zeitlich begrenzte Maßnahmen, die kurzfristig eingesetzt werden, bevor sich eine Störung manifestiert, weil die Bewältigungsmechanismen des Betroffenen nicht ausreichen (S. 103; S. 186f).

6.2 Man unterscheidet z.B. in spezifische versus unspezifische **Präventionsprogramme**, in populations- versus zielgruppenorientierte Präventionsprogramme bzw. in personen- versus systemorientierte Präventionsprogramme (S. 103f).

6.3 Mit **Impairment** wird die Primärschädigung, mit **Disability** die Funktionsbeeinträchtigung im Alltag und mit **Handicap** die gesellschaftliche Benachteiligung umschrieben (S. 106).

6.4 Die Zuständigkeit der **Träger von Rehabilitationen** muss im Einzelfall geklärt werden. Prinzipiell sind die Sozialversicherungen, die Bundesagentur für Arbeit, die sozialen Versorgungsträger, die Kriegsopferversorgung, das Integrationsamt sowie die Träger der Sozial- und Jugendhilfe zuständig (S. 106f).

6.5 **Sozialpsychiatrische Ansätze** versuchen die lebenspraktische Kompetenz von Patienten zu erhalten bzw. zu verbessern (S. 108).

7 Medizinische Grundkenntnisse für Psychologische Psychotherapeuten

7.1 **Hauptachsen des Körpers:** Man unterscheidet die kraniokaudale (= Vertikal- oder Längsachse), die transversale (= horizontale) und die sagitale (= dorsoventrale) Achse (S. 109).

7.2 Der **Magen-Darm-Trakt** setzt sich zusammen aus Magen, Dünn- und Dickdarm (S. 109).

7.3 **Somatische Mutationen** betreffen Körperzellen und werden nicht an Nachkommen weitergegeben. **Keimbahnmutationen** betreffen die Ei- oder Samenzelle und werden vererbt (S. 110).

7.4 **Mutagene** wie ionisierende Strahlen, chemische Substanzen, Viren oder Medikamente gegen Krebs können Mutationen auslösen (S. 110).

7.5 Bei der **Schizophrenie** liegt die **Konkordanzrate** bei eineiigen Zwillingen bei 50 % und bei zweieiigen Zwillingen bei weniger als 10 % (S. 111).

7.6 Die Betroffenen mit **Trisomie 21** haben z.B. ein vermindertes Wachstum, ein flaches Profil, eine Hautfalte an den inneren Augenlidern und eine deutliche Vierfingerfurche in der Hand. Mit der genetischen Veränderung gehen oft Herz- oder Gehörfehler einher. Der Intelligenzquotient ist meist unterdurchschnittlich, die Lebenserwartung ist reduziert (S. 111).

7.7 Die **zystische Fibrose** wird auch als Mukoviszidose bezeichnet (S. 111).

7.8 Das **Zentrale Nervensystem** besteht aus Gehirn und Rückenmark (S. 111f).

7.9 **Afferenzen** leiten Information von den Rezeptoren zum Zentralen Nervensystem und **Efferenzen** leiten Information vom Zentralen Nervensystem zum Erfolgsorgan (Muskeln oder Drüsen) (S. 112).

7.10 Durch eine Depolarisation verändert sich die Membranpermeabilität vor allem für Natrium- und Kaliumionen, so dass das Membranpotenzial bis auf +30 mV ansteigt, was als **Aktionspotenzial** bezeichnet wird (S. 113).

7.11 Dopamin, Serotonin, Noradranlin und Adrenlin sind biogene Amine. Sie stellen wichtige **Transmitter** im ZNS dar. Azetylcholin ist der Botenstoff zwischen Nerv und Muskel sowie zwischen Parasympathikus und Endorgan. Neuropeptide sind bedeutsame endogene Morphine. Glutamat gilt als wichtigster erregender und gamma-Aminobuttersäure (GABA) als bedeutsamster hemmender Transmitter im ZNS (S. 114).

7.12 Der **Thalamus** gilt als wichtigste Umschaltstelle für Informationen aus der Außen- und Innenwelt. Der **Hypothalamus** steuert die Aufrechterhaltung homöostatischer Vorgänge im Körper wie Essensaufnahme, Schlaf oder Temperatur. Die **Hypophyse** wirkt über die Ausschüttung einer Vielzahl von Hormonen auf verschiedenste Prozesse ein. Das **limbische System** reguliert Emotionen und Motivationen und ist an der vegetativen Steuerung, an Denk- und Gedächtnisprozessen beteiligt (S. 114f).

7.13 Die **protopathische Sensibilität** dient zur eher diffusen Erfassung von Schmerz, Druck und Temperatur. Die fein diskriminierenden Sinneswahrnehmungen nennt man dagegen **epikritische Sensibilität** (S. 116).

7.14 Häufige **Störungen des Auges** sind Hypermetropie, Myopie, Astigmatismus, Strabismus, Glaukom oder Katarakt (S. 117).

7.15 **Presbyakusis** bezeichnet Altersschwerhörigkeit (S. 117).

7.16 Das **Gleichgewichtsorgan** (Vestibularorgan) setzt sich aus den beiden Vorhofsäckchen und den drei Bogengängen im Innenohr zusammen (S. 117).

7.17 Die **Sympathikusaktivierung** bewirkt körperliche Veränderungen zur Vorbereitung auf Flucht oder Angriff. Die **Aktivierung des Parasympathikus** dient zur Regeneration und Erholung (S. 118).

7.18 Rund 75 % aller Demenzerkrankten sind **Alzheimer**-Patienten. In der Mehrzahl der Fälle liegt der Typ I mit Erkrankung nach dem 65. Lebensjahr vor. Die Schädigung durch Plaques aus Beta-Amyloid und Alzheimer-Fibrillen betrifft vornehmlich die Temporal- und Parietallappen des Kortex (S. 118).

7.19 Mit **Migräne** werden anfallsweise, sich wiederholende, oft pulsierende und meist einseitige Kopfschmerzen bezeichnet. Sie gehen häufig mit vegetativen Symptomen wie Erbrechen, Licht- und Lärmscheu, visuellen Erscheinungen und neurologischen Ausfällen einher. In der Vorphase der Migräne kann es zu Auraphänomenen (neurologische Reiz- und Ausfallerscheinungen wie z. B. Gesichtsfelddefekte) kommen (S. 119).

7.20 Die **Multiple Sklerose** ist eine Autoimmunerkrankung, die zur Entzündung und Auflösung der Myelinscheiden von Nervenfasern führt. Sie verläuft zu Beginn meist schubförmig (S. 199f).

7.21 **Epileptische Anfälle** beruhen auf abnormen Erregungsprozessen im Gehirn. Ursache können z.B. Hirnhautentzündungen, eine Fehlbildung im Hirn, ein Schlaganfall oder ein Gehirntumor sein. Ausgelöst werden die Anfälle häufig durch Alkohol, Stress oder Schlafmangel (S. 120f).

7.22 Man unterscheidet bei den **epileptischen Anfällen** partielle oder fokale (einfach oder komplex), generalisierte (Absencen, Myoklonien, tonisch-klonisch, atonisch), sekundär generalisierte und spezielle (z.B. Blitz-Nick-Salaam-Krampf) Anfälle (S. 120).

7.23 Durch **Provokationsmethoden** wie Hyperventilation, intermittierende Lichtreize oder Schlafentzug können epileptische Anfälle ausgelöst werden (S. 121).

7.24 Unter der **transitorischen ischämischen Attacke** (TIA) versteht man eine vorübergehende Durchblutungsstörung des Gehirns (S. 121).

7.25 Als **Post-Stroke-Depressionen** bezeichnet man die relativ häufig auftretenden Depressionen nach Schlaganfällen (S. 121).

7.26 Die **Commotio cerebri** beschreibt eine Gehirnerschütterung (Schädelhirntrauma I. Grades) ohne echte Dauerfolgen. Bei der **Contusio cerebri** (Schädelhirntrauma II. oder III. Grades) wird Hirngewebe zerstört. Oft sind die Folgen nicht vollständig reversibel (S. 121f).

7.27 Bei der **quergestreiften Muskulatur** liegen die Myofibrillen enger aneinander. Quergestreifte Muskeln finden sich in der Skelettmuskulatur. Im Gegensatz zur **glatten Muskulatur** kann sie willentlich beeinflusst werden (S. 122).

7.28 Typische **Erkrankungen des Herz-Kreislaufsystems** sind Hypertonie, Schock, Arteriosklerose, Herzrhythmusstörung, Herzinsuffizienz, Angina pectoris oder Infarkt (S. 123f).

7.29 Bei **Impfungen** unterscheidet man die passive Immunisierung, bei der Antikörper gegen bestimmte Antigene gegeben werden, und die aktive Immunisierung, bei der entweder eine unschädliche Menge des Antigens oder abgeschwächte Erreger zugeführt werden, um die Antikörperbildung des Körpers anzuregen (S. 125).

7.30 **Allergietypen:** Man unterscheidet zwischen der Soforttypallergie (Typ I), der zytotoxischen Reaktion (Typ II), dem Immunkomplextyp (Typ III) und der Spättypallergie (Typ IV) (S. 126).

7.31 Bei einer **Autoimmunerkrankung** kommt es zu einer überschießenden Reaktion des Immunsystems auf körpereigenes Gewebe durch Verlust der so genannten Immuntoleranz (S. 126).

7.32 Durch die **Hyperventilation** kommt es zu einem Sauerstoff-Überschuss im Blut. Der Kohlendioxiddruck sinkt. Die Folge sind Alkalose und eine Reduktion der Kalziumionenkonzentration. Daraus entstehen tetanische Krämpfe, Kopfschmerz, Atemnot, Schwindel und Bewusstseinsstörungen (S. 127f).

7.33 Die **Haut** hat Schutz-, Speicher-, Entschlackungs-, Wärmeregulations-, Wahrnehmungs- und Stoffwechselfunktion (S. 128).

7.34 **Neurodermitis** ist durch trockene, schuppige, entzündete und oft auch juckende Haut als Abwehrreaktion des Immunsystems auf Umweltstoffe gekennzeichnet. Hauptkennzeichen des **Pruritus** ist ein starkes Hautjucken ohne sichtbare Hautveränderungen aufgrund unterschiedlicher Primärerkrankungen wie endokriner Störungen, Infektionserkrankungen oder Dermatozoenwahn (S. 129).

7.35 Beim **Zusammenhang** zwischen **Analgetikamissbrauch** und **Nierenerkrankung** gilt, dass hohe Dosen von Schmerz- oder Rheumamitteln zur Zerstörung der Markpapillen in der Niere und zu Niereninsuffizienz führen können (S. 130).

7.36 Das **Darmnervensystem** oder enterisches bzw. intramurales Nervensystem ist ein Teil des peripheren vegetativen Nervensystems. Es bildet über Magen, Dünn- und Dickdarm ein dichtes Netz und steuert die Sekretionsvorgänge und die Peristaltik des Darms (S. 130).

7.37 Häufige **Erkrankungen des Magen-Darm-Traktes** sind Gastritis, Refluxkrankheit, Magengeschwür, Zwölffingerdarmgeschwür oder chronisch entzündliche Darmerkrankungen wie Crohn-Krankheit oder Colitis ulcerosa (S. 131).

7.38 Bei **alkoholbedingtem Leberschaden** kommt es unter anderem zur Veränderung der AP (alkalischen Phosphatase), Gamma-GT (Glutamyltransferase), GPT (Glutamyl-Pyruvat-Transaminase) und GOT (Glutamat-Oxalacetat-Transaminase) (S. 132).

7.39 Typische Ursachen für eine **Leberzirrhose** liegen im Alkoholmissbrauch, in Hepatitisinfektionen, in Stoffwechselerkrankungen oder in Autoimmunerkrankungen (S. 132).

7.40 **Diabetes mellitus** ist eine Stoffwechselerkrankung, die durch einen absoluten (Typ I, juveniler Diabetes) oder relativen (Typ II, Altersdiabetes) Mangel an Insulin bedingt ist. Symptome sind Durst, Muskelkrämpfe, Polyurie, Gewichtsabnahme, Müdigkeit und Wundheilungsstörungen. Retinopathie, Gangrän, Arteriosklerose und Parästhesien sind typische Spätfolgen (S. 133).

7.41 Der **Body-Mass-Index** berechnet sich aus dem Quotient von Körpergewicht in Kilogramm und dem Quadrat der Körpergröße in Metern. BMI-Werte zwischen 18,5 und 24,9 entsprechen dem Normalgewicht. Bei Kindern und Jugendlichen müssen die alters- und geschlechtsspezifischen Perzentilwerte berücksichtigt werden (S. 133).

7.42 Mit **sekundärer Amenorrhö** beschreibt man das Ausbleiben der Monatsblutung über mehr als drei Monate, nachdem es vorher regelmäßig zur Menstruation kam (S. 135).

7.43 Mit der **Teratogenität** wird beschrieben, inwieweit ein Agens wie z.B. ein Medikament oder Alkohol, zur Schädigung des Embryos oder des Fötus im Mutterleib führt (S. 136).

7.44 Als **Phasen** des **sexuellen Reaktionszyklus** unterscheiden Masters und Johnson Verlangen, sexuelle Erregungsphase, Plateauphase, Orgasmus und Entspannungs- oder Rückbildungsphase (S. 136).

7.45 Typische Ursachen für **organisch bedingte sexuelle Störungen beim Mann** sind z.B. neurologische Erkrankungen wie Multiple Sklerose, Parkinson-Syndrom oder innere Erkrankungen wie Arteriosklerose und Diabetes mellitus. Auch Operationen an der Aorta oder der Harnblase können zu sexuellen Störungen führen. Im Alter kommt es zu Veränderungen der Sexualität z.B. durch eine Abnahme der Erektionsfähigkeit (S. 136f).

7.46 **Hormone** dienen zur Regelung der körperlichen, sexuellen und geistigen Entwicklung, zur Anpassung der Leistung und zur Konstanthaltung physiologischer Größen (S. 137).

7.47 Die **weiblichen Sexualhormone** sind Östrogene und Gestagene. Die **Sexualhormone des Mannes** bezeichnet man als Androgene (S. 138).

7.48 Die **Basedow-Krankheit** ist eine Autoimmunerkrankung, bei der es durch diffuse Vergrößerung der Schilddrüse zu einer Hyperthyreose kommt. Folge ist die Merseburger Trias mit Heraustreten der Augäpfel, Vergrößerung der Schilddrüse und Herzrasen (S. 139).

8 Pharmakologische Grundkenntnisse für Psychologische Psychotherapeuten

8.1 **Pharmakokinetik** umfasst die Prozesse der Aufnahme, der Verteilung, des Stoffwechsels und der Inaktivierung von Pharmaka. Die **Pharmakodynamik** beschreibt die Wirkmechanismen von Substanzen am Wirkort (S. 140f).

8.2 Die **therapeutische Breite** gibt den Bereich zwischen therapeutischer und letaler Dosis eines Pharmakons an. Unter **Toleranz** versteht man das verminderte Ansprechen auf einen Wirkstoff bei wiederholter Applikation. **Tachyphylaxie** meint die rasche Toleranzentwicklung durch die wiederholte Gabe eines Pharmakons in kurzen Zeitabständen (S. 142).

8.3 Man unterteilt **Neuroleptika** in typische versus atypische und in hoch potente versus niedrig potente Substanzen (S. 143).

8.4 Das **Parkinson-Syndrom** aus Rigor, Tremor und Akinese ist eine unerwünschte Nebenwirkung von Neuroleptika, die vor allem bei älteren Patienten auftritt (S. 144).

8.5 Für **Neuroleptika** typisch sind extrapyramidal-motorische **Nebenwirkungen** wie z.B. Früh- und Spätdyskinesie oder Akathisie, vegetative Nebenwirkungen wie z.B. Mundtrockenheit, Obstipation oder Glaukom und hormonelle Nebenwirkungen wie Amenorrhö, Gynäkomastie oder Libidostörungen (S. 144).

8.6 **Trizyklische Antidepressiva** wirken über die Hemmung der Wiederaufnahme von Noradrenalin und Serotonin. **SSRI** (selektive Serotonin-Wiederaufnahmehemmer) hemmen die Wiederaufnahme von Serotonin. Bei **MAO-Hemmern** wird die Monoaminooxidase ausgeschaltet, so dass sich die Transmitter Serotonin, Noradrenalin und Adrenalin ansammeln. Bei allen genannten Antidepressiva wird zusätzlich die Rezeptorempfindlichkeit herunter reguliert (S. 146f).

8.7 **Lithium** wird bei unipolar depressiven, unipolar manischen, bipolaren Störungen und bei schizoaffektiven Psychosen eingesetzt (S. 147f)

8.8 Die **therapeutische Breite bei Lithium** ist sehr gering und liegt zwischen 0,6 und 3 mmol/l. Um Intoxikationen vorzubeugen, werden regelmäßig engmaschige Blutuntersuchungen zur Erfassung der Serumspiegel durchgeführt (S. 148).

8.9 Bei **Benzodiazepinen** kennt man die primäre Hochdosisabhängigkeit, die primäre Niedrigdosenabhängigkeit und die sekundäre Abhängigkeit (S. 149).

8.10 **Psychostimulanzien** können zur Steigerung des Antriebs, bei Narkolepsie und bei therapieresistenten Depressionen verwendet werden. Ein Haupteinsatzgebiet von Methylphenidat liegt in der Therapie von hyperkinetischen Störungen (S. 149f).

8.11 Bei der **Kombination** von **Psychotherapie** und **Psychopharmakotherapie** kann es zu einer passiv-regressiven Veränderungserwartung kommen. Die Patienten können sich durch die Medikamentengabe abgeschoben fühlen. Psychopharmaka können auch als „Dritter im Bunde“ das Verhältnis zwischen Patient und Therapeut beeinflussen (S. 150).

9 Methoden wissenschaftlich anerkannter psychotherapeutischer Verfahren

9.1 Die **Verhaltensgleichung nach Kanfer und Saslow** setzt sich aus
- S(timulus): Reizbedingungen, Auslöser
- O(rganismusvariable): Dispositionen, Vulnerabilitäten, Pläne, Standards usw.
- R(eaktion): kognitive, motorische, vegetative und affektive Antworten
- K(ontingenzverhältnis): Zusammenhang zwischen Reaktion und Konsequenz
- und C(onsequences): Folgen einer Reaktion

zusammen (S. 151).

9.2 Bei der **horizontalen Verhaltensanalyse** werden die Zusammenhänge zwischen S-O-R-K-C analysiert. Bei der **vertikalen Verhaltensanalyse** werden die lebensgeschichtliche Entwicklung und Zukunftskonzepte mit einbezogen (S. 151).

9.3 Bei der Methode der **applied relaxation** wird Entspannung ohne vorherige Anspannung angeregt. Der Entspannungszustand wird mit einem Wort verbunden, so dass die Relaxation zu einer konditionierten Reaktion wird. Bei der **applied tension** Methode wird die Skelettmuskulatur für 15 bis 20 Sekunden angespannt und dann wieder auf das Anfangsniveau entspannt. Mit dieser Technik kann z.B. Ohnmachtsanfällen bei der Blut- oder Spritzenphobie vorgebeugt werden (S. 153f).

9.4 Beim **Autogenen Training** unterscheidet man die Grundübungen aus der Schwere- und der Wärmeübung, die Organübungen aus der Herz-, Atmung-, Sonnengeflecht- und Stirnkühleübung, die formelhafte Vorsatzbildung und die Oberstufenübungen (S. 153).

9.5 Bei der **systematischen Desensibilisierung** wird eine individuelle Angsthierarchie erstellt. Der Patient stellt sich die Angstreize gemäß der Hierarchie vor und setzt eine vorher eingeübte Entspannungstechnik (meist PMR) ein, bis der Reiz angstfrei erlebt wird (S. 154).

9.6 Bei der **Exposition in sensu** setzt sich der Patient seinen angstauslösenden Reizen in der Vorstellung und bei der **Exposition in vivo** setzt er sich seinen angstauslösenden Reizen in der Realität aus (S. 154f).

9.7 Die **Reaktionsverhinderung** soll dem Vermeidungsverhalten bei Angst und Zwängen vorbeugen. Der Therapeut verhindert, dass sich der Patient ablenkt und wirkt darauf hin, dass sich der Patient mit der unangenehmen Situation beschäftigt bis die Symptome nachlassen (S. 155f).

9.8 Bei Angsterkrankungen kommt es häufig zu Aufschaukelungsprozessen zwischen körperlichen Reaktionen und psychischen Prozessen, die die erlebte Hilflosigkeit fördern. Die **Provokation** eines Panikanfalls kann eine Strategie zur Förderung der Angstbewältigung sein, um diesen Teufelskreis zu unterbrechen (S. 156).

9.9 **Euthyme Methoden** dienen der Selbstfürsorge. Der Patient macht Erfahrungen mit Genuss und Wohlbefinden. Eutyhme Methoden werden oft zusammen mit aktivierenden Interventionen (z.B. Tages- und Wochenplanung, Alltagsstrukturierung) beispielsweise bei der Therapie von Depressionen oder von Essstörungen eingesetzt (S. 156f).

9.10 **Selbstsicherheitstrainings** wurden z.B. von Salter (expressives Training), de Muynck (ATP) sowie von Feldhage und Krauthan (VTP) entwickelt (S. 157).

9.11 Mit **Rollenspielen** können Patienten reale Problemsituationen üben und dadurch in einer „ungefährlichen“ Situation neue Erfahrungen machen. Das Rollenspiel bietet einen geschützten Rahmen und erhöht die affektive Beteiligung in der Therapie. Es erlaubt den Realitätstest kognitiver Annahmen und die Entwicklung flexibler Verhaltensmuster (S. 158f).

9.12 Nach Kanfer umfasst die **Selbstregulation** Selbstbeobachtung, Selbstbewertung und Selbstverstärkung oder -bestrafung (S. 159).

9.13 Der **Gedankenstopp** dient zur Unterbrechung von Grübeleien, Katastrophisierungen und belastenden Fantasien. Zunächst unterbricht der Therapeut die unerwünschte Aktion, später unterbricht sich der Patient selbst (S. 160).

9.14 Unter **paradoxen Interventionen** versteht man z.B. Methoden der Symptomverschreibung, des Reframings, der Rückfallvorhersage oder der Utilisation eines Syndroms (S. 160).

9.15 Reaktionsumkehr oder **habit reversal** dient dem Abbau von unerwünschten automatisierten Verhalten. Die Patienten üben Selbstwahrnehmung und erlernen ein Entspannungstraining. Dann wird eine Reaktion ausgewählt, die mit dem unerwünschten Verhalten nicht kompatibel ist. Das neue Verhalten wird mit dem Beginn des unerwünschten Verhaltens verbunden. Dann wird das neue Verhalten durch Selbstinstruktion generalisiert (S. 160).

9.16 Zur **kognitiven Umstrukturierung** dienen z.B. Psychoedukation, Spaltentechnik, geleitetes Entdecken, Konfrontation, sokratischer Dialog, Realitätstest und Selbstkontrolltechniken (S. 160).

9.17 Die **Realitätsüberprüfung** dient dazu, dass der Patient eine Situation adäquater beschreiben kann, weil er seine Datenbasis z.B. mit Rollenspielen oder Expositionsübungen erweitert hat (S. 161).

9.18 Die **Spaltentechnik nach Beck** entspricht dem Einsatz von Gedankenprotokollen. Dabei beschreibt der Patient die Situation. Dann schildert er die begleitenden Affekte und ihre Intensität sowie die automatischen Gedanken, die dem Gefühl vorausgehen. Der Patient erarbeitet sich dann adäquatere Gedanken und beschreibt daraufhin das neue Gefühl, das sich damit verbindet (S. 161).

9.19 Das **Stressimpfungsprogramm** von Meichenbaum besteht aus einer Edukationsphase zur Analyse des Problems, einer Übungsphase (Vorbereitung, Konfrontation, Auseinandersetzung mit Überwältigung, Selbstverstärkung) und einer Anwendungsphase zur Umsetzung des Gelernten im Alltag (S. 162).

9.20 Zum **Verhaltensaufbau** setzt man shaping, chaining, prompting, fading out, Stimuluskontrolle sowie positive und negative Verstärkung ein. Zum **Verhaltensabbau** dienen direkte und indirekte Bestrafung (z.B. time out oder response cost) (S. 163).

9.21 Man unterscheidet zwischen primären und sekundären sowie zwischen positiven und negativen **Verstärkern**. Die Verstärker können kontinuierlich oder intermittierend nach einem Quoten- oder Intervallplan eingesetzt werden. Unter dem zentralen Verstärker versteht man denjenigen, der den größten Einfluss auf das Verhalten hat (S. 163).

9.22 **Token economy** wird auch Münzverstärkung genannt. Dabei werden generalisierte konditionierte Verstärker eingesetzt. Es wird ein gewünschtes Zielverhal-

Antworten

ten ausgesucht, das mit Tokens belohnt wird. Dann werden Regeln für den Eintausch der Tokens gegen primäre Verstärker festgelegt (S. 164).

9.23 Mit ROT meint man das **Realitätsorientierungtraining** in der Geriatrie zur Verbesserung der zeitlichen, räumlichen und persönlichen Orientierung alter, verwirrter Menschen in Institutionen (S. 165).

9.24 Beim **Biofeedback** werden physiologische Maße des Patienten erfasst, verstärkt und zurückgemeldet. Der Patient soll lernen, die physiologischen Maße selbst zu beeinflussen. Typische Indikationen für Biofeedback liegen in der Behandlung von Kopfschmerzen, Verspannungen, Tachykardie, Morbus Raynaud, Migräne, Obstipation, Epilepsie, Inkontinenz, Skoliose, Hypertonie, Asthma, Insomnie, Torticollis, Tinnitus oder Bruxismus (S. 165).

9.25 Bei **störungsspezifischen Gruppentherapien** werden Patienten mit ähnlicher Symptomatik zusammengefasst (S. 166).

9.26 **Hypnose** ist ein Trancezustand durch Suggestion und eine besondere Form der Wachheit, die von Mesmer und Charcot bekannt gemacht wurde. Die Wahrnehmung wird fokussiert. Das Bewusstsein wird eingeengt, die psychischen Prozesse werden beeinflusst, die Emotionalität steigt und die Zeitwahrnehmung verändert sich. Hypnose wird eingesetzt in der Therapie von Angst, Schmerz, psychosomatischen Störungen, Schlafstörungen, Rauchen und Adipositas. Bei Psychosen oder starken Traumata sollte keine Hypnose eingesetzt werden (S. 167).

9.27 Im analytischen/tiefenpsychologischen **Erstinterview** wird die Beziehungsstruktur deutlich. Man erhält Informationen über die Störung, den inneren Konflikt, die Indikation und die Prognose. Aus dem Erstkontakt kann man ableiten, welche Interventionen man in der ersten Phase der Behandlung einsetzen kann (S. 169).

9.28 In der **psychoanalytischen Gesprächsführung** gilt die Grundregel, dass der Patient alles ohne Hemmung äußern soll (S. 169).

9.29 Bei der **therapeutischen Ich-Spaltung** trennt der Therapeut sich in einen beobachtenden und einen erlebenden Teil (S. 170).

9.30 In der **OPD** unterscheidet man die Achse I Krankheitserleben, die Achse II Beziehung, die Achse III Konflikt, die Achse IV Struktur und die Achse V ICD-10-Syndrome (S. 170f).

9.31 Das **Göttinger Modell** unterscheidet die analytische Gruppentherapie (Behandlung von Neurosen durch Förderung der Regression), die psychoanalytisch orientierte Gruppentherapie (Einschränkung der Regression zur Behandlung von Patienten mit psychosomatischen oder Angsterkrankungen) und die psychoanalytisch-interaktionelle Gruppentherapie (Vermeidung von Regression z.B. durch klare Struktur, Prinzip Antwort und Arbeit im Hier und Jetzt) für strukturell schwer gestörte Patienten (S. 172).

9.32 Das **Setting** der **Psychoanalyse** ist durch eine hochfrequente Sitzungszahl und Therapiestunden über einen langen Zeitraum gekennzeichnet. Der Patient liegt auf einer Couch, der Therapeut sitzt außerhalb seines Blickfeldes. Der Patient soll alles äußern, was ihm einfällt. Der Therapeut hält sich an die Regeln der gleichschwebenden Aufmerksamkeit (unvoreingenommenes Zuhören), der Abstinenz (rein therapeutischer Kontakt) und der Neutralität (keine persönlichen Äußerungen) (S. 172).

9.33 Als günstige psychische **Voraussetzungen des Patienten** für eine psychoanalytische Behandlung gelten die Fähigkeit zur Ich-Spaltung (Primär- und Sekundärprozess), hohe Motivation, Ich-Stärke, Introspektionsfähigkeit, stabile Lebenssituation und finanzielle Sicherheit. Eher junges Alter und wenig chronifizierte Störungen, die als sehr belastend erlebt werden, erhöhen die Erfolgsaussichten der Therapie (S. 172f).

9.34 Durch **Übertragungen** wirken sich Erfahrungen mit wichtigen Bezugspersonen aus der frühen Kindheit auf die Gestaltung neuer Kontakte aus. Bei der positiven Übertragung wird Zuneigung (bis zur Sexualisierung), bei der negativen Übertragung wird Ablehnung (bis zum Hass) übertragen (S. 173f).

9.35 Als **Formen des Widerstands** unterschied Freud Verdrängungswiderstand, Übertragungswiderstand, Widerstand aus dem sekundären Krankheitsgewinn, Es-Widerstand und Überich-Widerstand (S. 174).

9.36 Unter **Agieren** versteht man das Ausleben verdrängter infantiler Bedürfnisse durch Tätigwerden, ohne dass die damit verbundenen Konflikte bewusst werden (S. 174).

9.37 Die **Abstinenzregel** besagt, dass der Therapeut ausschließlich einen therapeutischen Kontakt zum Patient halten soll. Unter technischer **Neutralität** wird verstanden, dass der Therapeut möglichst keine persönlichen Äußerungen gegenüber dem Patienten macht, objektiv und neutral bleibt (S. 175).

9.38 Die Bewusstmachung von **Gegenübertragungen** kann wesentliche Information für die Therapie zur Verfügung stellen. Wenn es dem Therapieverlauf dient, können Gegenübertragungen dem Patienten vorsichtig mitgeteilt werden. Unbearbeitete Gegenübertragungen wirken sich unter Umständen über den Gegenübertragungswiderstand (Weigerung des Therapeuten, sich die Gegenübertragung bewusst zu machen) oder das Gegenübertragungsagieren (unreflektiertes Ausleben der Impulse des Therapeuten) negativ auf die Behandlung aus (S. 175).

9.39 Mit **Konfrontation** meint man die Lenkung der Aufmerksamkeit auf einen bestimmten Sachverhalt. **Klären** steht für die Vertiefung eines bestimmten Themas. Über die Inhalts-, Widerstands-, Übertragungs- oder genetische **Deutung** (Entstehungshintergrund) werden unbewusste Phänomene aufgedeckt und in einen Sinnzusammenhang gestellt. Beim **Durcharbeiten** werden Inhalte wiederholt und in den Alltag übertragen (S. 175).

9.40 Bei **tiefenpsychologisch fundierten Verfahren** werden aktuell wirksame Konflikte unter Beachtung von Übertragung, Gegenübertragung und Widerstand behandelt. Dabei werden Regression und Übertragung begrenzt. Die Therapie ist zeitlich limitiert, der Therapeut agiert relativ aktiv (S. 177f).

9.41 Das **Katathyme Bilderleben** ist ein tiefenpsychologisch orientiertes Verfahren. Dabei wird davon ausgegangen, dass sich in geleiteten Tagträumen aus Grund-, Mittel- und Oberstufe unbewusste Konflikte widerspiegeln. Der Patient befindet sich in einem Zustand der kontrollierten Regression und erarbeitet den Bedeutungsgehalt von Symbolen. Voraussetzung für das Verfahren ist eine stabile Ich-Funktion. Es wird bei Depressionen, Neurosen und psychosomatischen Störungen eingesetzt. Kontraindikationen sind Psychosen, Intelligenzminderung, soziale Anpassungsstörungen, Enthemmung oder fehlende Motivation (S. 178).

9.42 Die **Regression** kann durch eine aktive Haltung des Therapeuten, durch edukative oder suggestive Interventionen, durch eine eher niedrige Sitzungsfrequenz und die Therapie im Gegenübersitzen reduziert werden. Die Begrenzung der Regression kann z.B. bei so genannten früh gestörten Patienten wie Borderline-Patienten wichtig sein (S. 180).

9.43 Unter **strukturgebenden Interventionen** versteht man z.B. Beruhigung, Begrenzung der Regression, Verstärkung von Wahlmöglichkeiten, Hilfe beim Aushalten negativer Gefühle oder die Vermittlung von Entspannungstechniken (S. 181f).

9.44 Eine **stationäre Therapie** ist z.B. indiziert, wenn schnelle Hilfe vonnöten ist, der Schweregrad der Störung eine ambulante Behandlung nicht erlaubt, auch eine behandlungsbedürftige somatische Störung vorliegt, Chronifizierung droht, die Situation bedrohlich ist, die Motivation für eine ambulante Therapie unzureichend ist oder die sozialen Bedingungen am Heimatort die Behandlung erschweren (S. 182f).

9.45 **Prinzipien der Gesprächspsychotherapie** nach Rogers sind, dass die Therapie auf Nicht-Direktivität, Förderung der Selbstexploration des Klienten, empathischem Zuhören und Verbalisierung der Empfindungen basiert. Ziele liegen im Abbau von Inkongruenzen (Diskrepanz zwischen wahrgenommenem Selbst und aktueller Erfahrung) und in der Förderung der Selbstaktualisierung (interne Wachstumskräfte) (S. 184f).

9.46 Als notwendige und hinreichende **Therapeutenvariablen** nennt Rogers Empathie (Einfühlung), Wertschätzung und Kongruenz (Echtheit) (S. 184).

9.47 Unter **Notfallsyndromen** versteht man z.B. Suizidalität, Erregungszustand, Verwirrtheit, Bewusstseinsstörung, Intoxikation, Delir, Stupor oder Wahn (S. 186).

9.48 Bei **Depressionen** fluktuieren die Symptome stärker als bei **Demenzen**. Depressive Patienten sind klagsamer und strengen sich in Tests vergleichsweise weniger an. Bei vielen von ihnen gab es in früheren Lebensphasen ähnliche Beschwerden. Demente Patienten können sich weniger gut orientieren und wirken hilfloser als depressive Patienten (S. 188).

10 Dokumentation und Evaluation psychotherapeutischer Behandlungsverläufe

10.1 Als **dokumentationspflichtige Daten** gelten soziodemografische Daten, Rahmenbedingungen der Behandlung, Diagnosen und ihre Änderungen, frühere Befunde, therapeutische Interventionen und ihre Änderungen, Störungen im Therapieverlauf, informed consent und eine formale Bilanzierung zum Ende der Therapie (S. 189).

10.2 Die **Basisdokumentation** muss zeitnah, regelkonform, vollständig und richtig sein. Sie sollte schulenübergreifend, ökonomisch, in verschiedenen Settings einsetzbar und zu unterschiedlichen Zeitpunkten der Behandlung verwendbar sein (S. 190).

10.3 In der psychotherapeutischen Praxis müssen die **Akten** zehn Jahre, in der Klinik 30 Jahre **aufbewahrt** werden (S. 190).

10.4 Die **Weitergabe von Daten an Dritte** ist nur möglich, wenn der Patient eine Schweigepflichtentbindung ausstellt oder eine gesetzliche Offenbarungsbefugnis besteht (S. 189f).

10.5 Mit **efficiacy** bezeichnet man die Wirksamkeit einer Intervention unter Idealbedingungen. **Effectiveness** umschreibt die Wirksamkeit einer Intervention im Alltag (S. 191f).

10.6 In der Psychotherapieforschung hat sich in der Regel die **Medikamentenmetapher** nicht bestätigt, nach der zwischen Aufwand und Wirkung ein additiver oder linearer Zusammenhang besteht (S. 192).

10.7 Bei der direkten **Prä-post-Status-Messung** macht der Patient nach Abschluss einer Behandlung Angaben über sein Befinden, wie z.B. „deutlich gebessert". Bei der indirekten Veränderungsmessung können Differenzwerte berechnet werden, weil der Patient zu mehreren Messzeitpunkten Angaben zu seinem Befinden macht. Bei der pseudo-indirekten Veränderungsmessung werden über das Befinden am Ende der Behandlung und über den erinnerten Zustand vor der Behandlung Angaben erhoben (S. 192f).

10.8 Mit dem **Goal Attainment Scaling** (GAS, Zielerreichungsskalierung) werden individuelle Ziele in eine Rangfolge gebracht. Nach einer therapeutischen Intervention wird dann gemessen, inwieweit der Ziel-Zustand erreicht wurde (S. 193).

10.9 **Strukturqualität** bezieht sich auf die Rahmenbedingungen einer Therapie. Bei der **Prozessqualität** wird die Durchführung und der Verlauf einer Intervention bewertet. Das Erreichen genereller oder individueller Ziele wird über die **Ergebnisqualität** definiert (S. 194).

10.10 In **Qualitätszirkeln** treffen sich Mitarbeiter, um Probleme aus ihrem Arbeitsbereich zu besprechen und Lösungen zu entwickeln (S. 195).

10.11 Bei **Katamneseuntersuchungen** sind die **Rücklaufquoten** meistens selektiv und eher niedrig, was sich nachteilig auf die Repräsentivität der Daten auswirkt (S. 196).

11 Berufsethik und Berufsrecht, medizinische und psychosoziale Versorgungssysteme, Organisationsstrukturen des Arbeitsfeldes, Kooperation mit Ärzten und anderen Berufsgruppen

11.1 Beauchamp und Childress beschreiben als wesentliche **Grundprinzipien der Medizinethik** Nichtschädigung, Autonomie, Fürsorge und Gleichheit (S. 197).

11.2 Kinder werden ab dem siebten Lebensjahr beschränkt **geschäftsfähig** und Jugendliche sind ab dem vierzehnten Geburtstag mündige Minderjährige und somit erweitert geschäftsfähig (S. 198).

11.3 Mit dem **informed consent** bestätigt der Patient, dass er über die Diagnosestellung, den Therapieplan, die Therapierisiken, die Behandlungsalternativen und die Rahmenbedingungen informiert wurde (S. 199).

11.4 Der Psychotherapeut muss der **Schweigepflicht** genügen. Bei Kenntnis über Schwerverbrechen, einer aktuellen Gefährdung oder der Ausbreitung von gefährlichen Erkrankungen gilt allerdings grundsätzlich Offenbarungspflicht (S. 200).

11.5 Die **gesetzliche Krankenversicherung** hat **Leistungspflicht**, wenn eine Psychotherapie im Gutachterverfahren als ausreichend, notwendig, zweckmäßig und wirtschaftlich bewertet wurde (S. 200).

11.6 Die **gesetzliche Unfallversicherung** greift bei Berufskrankheiten, bei Unfällen während der Arbeit oder auf dem Weg zur Arbeit (S. 201f).

11.7 Im **Konsiliarmodell** arbeitet der Therapeut unabhängig von der anfragenden Institution. Im **Liaisonmodell** ist der Therapeut Mitglied des Stationsteams, das den Patienten betreut (S. 203).

C Kompaktkurse

Fragenteil S. 87ff

Antwortteil S. 113ff

Dieser Teil C „Kompaktkurse“ bietet eine Möglichkeit, diejenigen Inhalte der IMPP-Gegenstandskataloge zu repetieren, die in den bisherigen Prüfungen überzufällig häufig abgefragt wurden. Es handelt sich um Wissensgebiete mit relativ leicht objektivierbaren Fakten, die sich für die Prüfung besonders gut eignen. Die „Kompaktkurse“ können als Vertiefung des Abschnitts B „Fragen zum IMPP-Gegenstandskatalog“ verstanden werden. Einige Fragen können nur durch das zusätzliche Studium der ICD-10 beantwortet werden. Ergänzend zu den Seitenangaben aus „Die Psychotherapie-Prüfung“ finden Sie daher gegebenenfalls in den Klammern auch einen Bezug zur entsprechenden ICD-10-Kategorie.

1 Kompaktkurs Medizin

1.1 Wie unterscheiden sich markhaltige und marklose Nervenfasern?

1.2 Was ist die Blut-Hirn-Schranke?

1.3 Wie werden Schmerzempfindungen unterschieden?

1.4 Was versteht man unter Presbyopie?

1.5 Wie unterteilt man Demenzen?

1.6 Was unterscheidet den epileptischen Anfall vom psychogenen Anfall anhand der sichtbaren Symptome?

1.7 Ab welchen Blutdruckwerten spricht man von Hypertonie?

1.8 Was ist die Ursache von Angina pectoris?

1.9 Was wissen Sie über Asthma bronchiale bezüglich Ursachen, Symptomen und Häufigkeit?

1.10 Was versteht man unter Gastritis?

1.11 Was ist die Colitis ulcerosa?

1.12 Wie unterscheiden sich Typ-I- und Typ-II-Diabetes?

1.13 Was ist das Senium der Frau?

1.14 Nennen Sie Symptome der Hypo- und der Hyperthyreose!

1.1 Exkurs Psychopharmaka

1.1.1 Wie unterscheidet sich das Wirk- und Nebenwirkungsprofil der typischen von den atypischen Neuroleptika?

1.1.2 Nennen Sie einige Vor- und Nachteile von so genannten Depotpräparaten!

1.1.3 Was wird unter den extrapyramidal-motorischen Nebenwirkungen von Neuroleptika verstanden?

1.1.4 Welche Veränderungen im Hormonsystem können durch Neuroleptika ausgelöst werden?

1.1.5 Welche Regeln gelten bei der Langzeittherapie mit Neuroleptika?

1.1.6 Was ist das neuroleptische Syndrom?

1.1.7 Bei welchen Indikationen werden typischerweise SSRI eingesetzt?

1.1.8 Was muss bei der Kombination von MAO-Hemmern mit anderen Antidepressiva beachtet werden?

1.1.9 Wie hoch schätzen Sie das Suchtpotential von Antidepressiva ein?

1.1.10 Wie können sich Antidepressiva auf das Suizidrisiko auswirken?

1.1.11 Was wissen Sie über die Risiken von Lithium bei geplanter oder bestehender Schwangerschaft?

1.1.12 Nennen Sie einige unerwünschte Nebenwirkungen von Benzodiazepinen!

1.1.13 Was verstehen Sie unter der so genannten Low-dose-Abhängigkeit bei Benzodiazepinen?

1.1.14 Welche Symptome sind typisch beim Entzug von Benzodiazepinen?

1.1.15 Nennen Sie einige Nebenwirkungen von Ritalin® bei der Behandlung von Kindern mit hyperkinetischen Störungen!

Übersicht Psychopharmaka

Vereinzelt wurden in den bisherigen Prüfungen Fragen zu Psychopharmaka gestellt, die nur richtig beantwortet werden konnten, wenn die Wirkstoffgruppe, die Wirksubstanz bzw. der Handelsname bekannt waren. Die Tabelle 3 gibt daher einen Überblick über häufig verwendete Präparate.

Tab. 3: Häufig verwendete Präparate

	Wirkstoffe	Substanz	Handelsname
Antidepressiva	selektive Serotonin-Wiederaufnahmehemmer	Citalopram Fluoxetin Sertralin	Cipramil® Fluctin® Zoloft®
	Tri- und Tetrazyklika	Amitriptylin Clomipramin Doxepin	Saroten® Anafranil® Aponal®
	MAO-Hemmer	Tranylcypromin Moclobemid	Jatrosom® Aurorix®
Neuroleptika	typische Neuroleptika	Haloperidol Flupentixol Levomepromazin	Haldol® Fluanxol® Neurocil®
	atypische Neuroleptika	Clozapin Risperidon Olanzapin Quetiapin Amisulprid	Leponex® Risperdal® Zyprexa® Seroquel® Solian®

2 Kompaktkurs ICD-10

2.1 Klassifikations- und Diagnosesysteme

2.1.1 Was sind Kennzeichen der ICD-10?

- unabhängig v. Therapieschule
- deskriptiv-phän.
- kriterienbez.
- operationalisiert

2.1.2 Welche Ziele haben Klassifikationssysteme wie die ICD-10?

2.1.3 Welche Achsen werden in der ICD-10, im MAS und in der OPD unterschieden?

- klin. psych. Syndrom
- somatische Diagnose
- psychosoz. Fkt. einschätzung
- Fakt. d. soz. Umgebung

- klin. psy. Syndrom
- umschr. E-Stör.
- Intelligenz
- som. Sympt.
- abnorme psychos. Umstände
- Globalbeurteilung

Behandlungsvor.
Bez.
Konf.
Struktur
ICD-10 Syndrom

2.2 F-Kategorien in der ICD-10

F1 Psychische und Verhaltensstörungen durch psychotrope Substanzen

2.2.1 Welche Suchtphasen gibt es bei Alkoholismus?

2.2.2 Welche Kriterien definieren die Abhängigkeit von Substanzen?

2.2.3 Welche Typen gibt es bei Alkoholabhängigkeit?

2.2.4 Nennen Sie einige akute Wirkungen von Cannabis bei gebräuchlicher Dosierung!

2.2.5 Welche Wirkungen des Tabakkonsums kennen Sie?

2.2.6 Bei welcher Störung wird das Stimulanz Ritalin® (Methylphenidat) eingesetzt?

Fragen

F2 Schizophrenie, schizotype und wahnhafte Störungen

2.2.7 Nennen Sie Negativ- und Positivsymptome bei der Schizophrenie!

Pos: Wahn, Halluz., Denkstör.
Erregtheit + bizarres Verh.

2.2.8 Was versteht man unter induzierten wahnhaften Störungen?

2 oder mehr Menschen teilen den
gleichen Wahn

2.2.9 Welche Denkstörungen werden unterschieden?

Formale: Ged.kreisen, Ged.abreißen, Ideenflucht
Inhaltliche: Ged.ausbreitg, -entzg, eingebg

2.2.10 Kennen Sie die 4 A von Bleuler?

Assoziationsstörg, Affektstörg,
Ambivalenz, Autismus

2.2.11 Welche psychotherapeutischen Ansätze sind bei der Behandlung von Schizophrenien sinnvoll?

strukturgebende Verf. Psychoedukation

2.2.12 Was sind die Symptome ersten und zweiten Ranges nach Schneider?

2.2.13 Was ist das wichtigste Kennzeichen der schizotypen Störung?

exzentrisches Verh.

F3 Affektive Störungen

2.2.14 Welche Symptome passen zur Manie?

Hochstimmung, Antriebssteigerung, Libidosteigerung

2.2.15 Welche Formen bipolarer affektiver Störungen kennen Sie?

2.2.16 Wie werden bipolare Störungen in der Regel medikamentös behandelt?

Lithium o. Antikonvulsiva

2.2.17 Nennen Sie einige typische Symptome der depressiven Episode – mit besonderer Berücksichtigung des somatischen Syndroms!

2.2.18 Was sind typische Wahnformen bei depressiven Episoden?

2.2.19 Welche anhaltenden affektiven Störungen werden unterschieden?

Fragen

F4 Neurotische, Belastungs- und somatoforme Störungen

2.2.20 Welche Formen von phobischen Störungen kennen Sie?

2.2.21 Wird der Zwang als fremd oder als Produkt des eigenen Geistes erkannt?

2.2.22 Nennen Sie einige Symptome der akuten Belastungsreaktion!

2.2.23 Zählen Sie einige charakteristische Kennzeichen der posttraumatischen Belastungsreaktion auf!

2.2.24 Was sind Auslöser einer Anpassungsstörung?

2.2.25 Wie ist die Geschlechterverteilung bei dissoziativen Störungen?

2.2.26 Wie unterscheidet sich die dissoziative Amnesie von anderen Amnesieformen?

Sie geht nicht auf eine hirnorg. Störung, Intoxikation o. extreme Erschöpfung zurück, sondern folgt einem belastenden Ereignis

2.2.27 Wodurch sind somatoforme Störungen vornehmlich gekennzeichnet?

2.2.28 Was verstehen Sie unter Dysmorphophobie?

F5 Verhaltensauffälligkeiten mit körperlichen Störungen oder Faktoren

Weitere Fragen aus diesem Bereich finden Sie unter Kompaktkurs „Kinder- und Jugendlichenpsychotherapie“ ab S. 109.

2.2.29 Was wird unter der Rubrik Verhaltensauffälligkeiten in Verbindung mit körperlichen Störungen zusammengefasst?

2.2.30 Zählen Sie einige nicht organische Schlafstörungen auf!

2.2.31 Was unterscheidet Pavor nocturnus und Alptraum?

2.2.32 Was versteht man unter nicht organischen sexuellen Funktionsstörungen?

F6 Persönlichkeits- und Verhaltensstörungen

2.2.33 Welche spezifischen Persönlichkeitsstörungen kennen Sie?

2.2.34 Durch was kommt es zu andauernden Persönlichkeitsveränderungen?

2.2.35 Welche abnormen Gewohnheiten und Störungen der Impulskontrolle sind Ihnen aus der ICD-10 bekannt?

2.2.36 Nennen Sie Störungen der Sexualpräferenz!

2.2.37 Was versteht man unter einer sexuellen Reifungskrise?

2.2.38 Nennen Sie einige Kennzeichen artifizieller Störungen!

F8 Entwicklungsstörungen

2.2.39 Durch was ist die isolierte Rechtschreibstörung charakterisiert?

2.2.40 Was kennzeichnet die umschriebenen Entwicklungsstörungen der motorischen Funktionen?

2.2.41 Nennen Sie einige Formen der tief greifenden Entwicklungsstörungen!

2.2.42 Wie unterscheiden sich Kanner- und Asperger-Autismus?

F9 Verhaltens- und emotionale Störungen mit Beginn in der Kindheit und Jugend

Weitere Fragen zu diesem Thema finden Sie im Kompaktkurs „Kinder- und Jugendlichenpsychotherapie“ ab S. 109.

2.2.43 Wie schätzen Sie die Prognose bei Störungen des Sozialverhaltens ein?

2.2.44 Wie unterscheiden sich die emotionalen Störungen im Kindesalter von denen im Erwachsenenalter?

2.2.45 Kinder können wie Erwachsene Befürchtungen vor verschiedensten Objekten und Situationen entwickeln. Welche Ängste gehören in der Regel zur normalen psychosozialen Entwicklung?

2.2.46 Welche Störungen sozialer Funktionen mit Beginn in der Kindheit und Jugend werden in der ICD-10 beschrieben?

2.2.47 Was ist Pica?

2.2.48 Wie unterscheiden sich Stottern und Poltern?

3 Kompaktkurs OPD

3.1 Achse I: Welche Dimensionen des Krankheitserlebens und der Behandlungsvoraussetzungen auf der OPD-Achse I kennen Sie?

3.2 Achse II: Welche Perspektiven werden bei der OPD-Achse II (Beziehung) eingenommen?

3.3 Achse III: Welche Grundkonflikte auf der OPD-Achse III kennen Sie?

3.4 Achse IV: Wie wird die Struktur auf der OPD-Achse IV beurteilt?

3.5 Achse V: Was wird auf der fünften OPD-Achse verschlüsselt?

4 Kompaktkurs Epidemiologie

4.1 Was sind die deskriptive und die analytische Epidemiologie?

4.2 Was versteht man unter dem relativen Risiko?

4.3 Definieren Sie Prävalenz und Inzidenz von Diagnosen!

4.4 Was verstehen Sie unter Lebenszeitrisiko?

4.5 Wie unterscheiden sich Primär- und Sekundärdaten?

4.6 Mit welchen Hypothesen erklärt man den Zusammenhang zwischen der sozialen Schicht und der Häufigkeit von psychischen Erkrankungen?

5 Kompaktkurs Abwehr

5.1 Wie kann man Abwehr nach dem psychoanalytischen Verständnis definieren?

Automatische Reaktion d. Ichs z. Verhinderung d. Realisierung v. Triebimpulsen aus d. ES

5.2 Welche Abwehrformen sind typisch für Zwang, Borderline-Persönlichkeitsstörung, Phobie und Depression?

Z: Affektisolierung, Abspaltung, Verschieben, Ungeschehenmachen, Rationalisierung, ...

B: Spaltung, Projektion, proj. Identifiz.

Phobie: Vermeidung, Ich Einschränkung, Versch...

D: altr. Abtretung, Wendung d. aggr. gegen d. Selbst

5.3 Was sind unreife Abwehrformen?

PI, Spaltung, [illegible] Projektion

5.4 Wie bezeichnet man die jeweilige in den einzelnen Beispielen beschriebene Abwehrform?

- A Ein sechsjähriges Mädchen nässt nach der Geburt des Bruders wieder ein.
- B Eine vergewaltigte Frau kann sich nicht mehr an die Tat erinnern.
- C Eine Borderline-Patientin schneidet sich in die Unterarme.
- D Ein untreuer Mann wirft seiner Frau einen Seitensprung vor, ohne dass Anlass dazu besteht.
- E Ein Zwangspatient versucht, sich durch Händewaschen von Sünden reinzuwaschen
- F Ein Alkoholiker sagt von sich: „Ich bin so stark wie vor 20 Jahren."
- G Eine Angstpatientin geht nicht in Supermärkte.
- H Eine Patientin sagt von ihrem Therapeuten: „Er versteht mich vollkommen."

A Regression ✓
B Amnesie VERDRÄNGUNG
C Wendung d. Aggression gegen d. eigene Selbst
D Projektion
E magisches Ritual / UNGESCHEHEN MACHEN
F Verleugnung
Vermeidung
Idealisierung ✓

Fragen

6 Kompaktkurs diagnostische Hilfsmittel

6.1 Nennen Sie einige Fehlerquellen im diagnostischen Prozess!

6.2 Wie unterscheiden sich selektiv-differenzielle und prozessual-adaptive Indikation?

6.3 In welche Kategorien können Testverfahren unterschieden werden?

6.4 Wie unterscheiden sich quantitative und qualitative Verfahren der Verhaltensbeobachtung?

6.5 Zählen Sie einige Fragebogenverfahren zur Erfassung der depressiven Symptomatik von Patienten auf!

6.6 Definieren Sie die gebräuchlichen Testgütekriterien!

6.7 Nennen Sie einige gebräuchliche Konzentrationstests!

6.8 Nennen Sie einige Verfahren zur Entwicklungsdiagnostik!

6.9 Kennen Sie projektive Testverfahren zur Persönlichkeitsdiagnostik bei Kindern?

7 Kompaktkurs Rechtsfragen

7.1 Was haben Sie bei akuter Suizidalität des Patienten zu beachten?

7.2 Wodurch wird eine Behinderung definiert?

7.3 Schildern Sie einige Inhalte des Betreuungsrechts!

7.4 Nach welchen Kriterien entscheidet die Krankenkasse bei der Genehmigung von Psychotherapien?

7.5 Was wissen Sie über das Einsichtsnahmerecht von Patienten in die Krankenakten?

7.6 Was wird im Behandlungsvertrag geregelt?

Fragen

7.7 Was sind Voraussetzungen für den informed consent des Patienten?

7.8 Über was besteht Zeugnisverweigerungsrecht?

7.9 Wodurch wird die Schweigepflicht eingeschränkt?

7.10 Welche Voraussetzungen gelten bei der Verleihung der Approbation zum Psychologischen Psychotherapeuten bzw. zum Kinder- und Jugendlichenpsychotherapeuten?

7.11 Bis zu welchem Alter gilt das Jugendgerichtsgesetz?

7.12 Was wissen Sie über die Beweispflicht bei Behandlungsfehlern?

Fragen

8 Kompaktkurs Kinder- und Jugendlichenpsychotherapie

8.1 Enuresis

8.1.1 Wie unterscheiden sich primäre und sekundäre Enuresis?

8.1.2 Wie definieren Sie Enuresis diurna und nocturna?

8.1.3 Wie ist die Geschlechterverteilung bei der Enuresis?

8.1.4 Ab wann kann Enuresis diagnostiziert werden?

8.1.5 Unter welchen Oberbegriff lassen sich Enuresis und Inkontinenz fassen?

8.1.6 Wie wird Enuresis behandelt?

8.1.7 Wie unterscheiden sich Enuresis und Enkopresis?

8.2 Essstörungen

8.2.1 Nennen Sie Kennzeichen von Anorexia nervosa und Bulimia nervosa!

8.2.2 Welche Prognose hat die Behandlung bei Anorexia nervosa?

8.2.3 Was ist der Purging-Typ?

8.2.4 Ab welchem BMI-Wert spricht man von Adipositas?

8.2.5 Was ist die Binge-Eating-Disorder?

8.3 Ticstörungen

8.3.1 Was macht Ticstörungen aus?

8.3.2 Ab wann spricht man von einem chronischen Tic?

8.3.3 Was sind Beispiele für einfache vokale und motorische Tics?

8.3.4 Was sind Echopraxie, Palilalie und Koprolalie?

8.3.5 Wie häufig finden sich passagere Tics in der Normalbevölkerung und wie ist die Geschlechterverteilung bei dieser Störung?

8.3.6 Was macht das Tourette-Syndrom aus?

8.4 Hyperkinetische Störungen

8.4.1 Durch welche Kardinalsymptome wird das hyperkinetische Syndrom gekennzeichnet?

8.4.2 Welche Begleitmerkmale stützen die Diagnose der hyperkinetischen Störung?

8.4.3 Ab welchem Alter sind Symptome des hyperkinetischen Syndroms diagnotizierbar?

8.4.4 Welche Differenzialdiagnosen müssen bei der hyperkinetischen Störung berücksichtigt werden?

8.4.5 Welches Therapieprogramm für hyperkinetische Kinder kennen Sie?

1 Kompaktkurs Medizin

1.1 **Markhaltige** oder myelinisierte Nervenfasern sind von einem Lipoid-Protein-Gemisch umgeben und dienen zur schnellen, saltatorischen Erregungsleitung über so genannte A-Fasern. 2/3 der Nervenfasern des Menschen haben keine Myelinschicht, sind also **marklos** und werden auch C-Fasern genannt (S. 113).

1.2 Die **Blut-Hirn-Schranke** im ZNS ist selektiv durchlässig und dient der Kontrolle des Stoffaustauschs und zum Schutz vor schädlichen Stoffen (S. 115).

1.3 Bei der **Schmerzempfindung** unterscheidet man z.B. in Nozizeptorenschmerz versus neuropathischen versus psychogenen Schmerz, in somatischen versus viszeralen Schmerz, in akuten versus chronischen Schmerz und in hellen versus dumpfen Schmerz (S. 116).

1.4 Mit **Presbyopie** bezeichnet man die Alterssichtigkeit durch Elastizitätsverlust der Linse, durch die das Nahsehen erschwert wird (S. 117).

1.5 **Demenzen** werden nach den Hauptsymptomen in kortikale, subkortikale und frontale Demenzen unterschieden. Nach der Ätiologie wird in Alzheimer-Demenz, Multiinfarkt-Demenz oder Demenzen aus anderen Ursachen eingeteilt (S. 118f).

1.6 Im Unterschied zum **psychogenen Anfall** kommt es beim **epileptischen Anfall** oft zum Urinabgang und zur Blaufärbung von Lippen und Haut. Während des epileptischen Anfalls sind die Augen meist offen, der Betroffene ist nach dem Ereignis noch einige Zeit schwer ansprechbar. Beim psychogenen Anfall sind die Augen oft geschlossen, die Bewusstseinsstörung hält weniger lang an. Außerdem fehlt beim psychogenen Anfall der Zungenbiss meist ganz bzw. er findet sich in der Mitte der Zunge oder an der Zungenspitze, während er beim epileptischen Anfall lateral lokalisiert ist. Psychogene Anfälle finden eher vor Zuschauern statt und werden öfters von Ausdrucksbewegungen begleitet (S. 120f).

1.7 **Hypertonie** liegt vor, wenn der Blutdruck bei mehrmaliger Messung in Ruhe bei mehr als 150/90 mmHg liegt (S. 123).

1.8 **Angina pectoris** wird durch die Einengung von Koronararterien in Folge von Arteriosklerose verursacht (S. 124f).

1.9 **Asthma bronchiale** kann durch Infekte, Allergien, Anstrengung, den Beruf, Analgetikagebrauch oder durch eine Mischung dieser Faktoren bedingt sein. Durch Entzündungen und eine krampfartige Bronchialverengung tritt starke Atemnot auf. Die Prävalenz- und Inzidenzrate von Asthma ist hoch. Bei Kindern ist Asthma bronchiale die häufigste chronische Erkrankung (S. 127).

1.10 Mit **Gastritis** bezeichnet man eine Entzündung der Magenschleimhaut (S. 131).

1.11 Unter **Colitis ulcerosa** versteht man eine entzündliche, in Schüben verlaufende Erkrankung, die auf den Dickdarm beschränkt ist (S. 131).

1.12 Beim Typ-I- oder juvenilen **Diabetes** führt eine Autoimmunerkrankung zu einem absoluten Mangel an Insulin, weil zu wenige insulinabsondernde Beta-Zellen vorhanden sind. Der Typ-II- oder Altersdiabetes entsteht, weil die Insulinabgabe gestört ist oder ein Mangel an Rezeptoren auf den Körperzellen vorliegt. Die Folge ist ein relativer Insulinmangel (S. 133).

1.13 Als **Senium** oder Involution bezeichnet man die Lebensphase der Frau nach dem Klimakterium (S. 136).

1.14 Typische Kennzeichen der **Hypothyreose** sind z.B. Leistungsschwäche, Desinteresse und Gewichtszunahme. Die **Hyperthyreose** ist gekennzeichnet durch eine Vergrößerung der Schilddrüse, Gewichtsabnahme, Schwitzen, Herzklopfen und Unruhe (S. 138f).

1.1 Exkurs Psychopharmaka

1.1.1 Die typischen **Neuroleptika** wirken vornehmlich auf die Plussymptomatik der psychotischen Störung und haben vergleichsweise starke extrapyramidale Nebenwirkungen. Die atypischen Neuroleptika haben ein breiteres Wirkprofil und bedingen weniger starke Nebenwirkungen (S. 143).

1.1.2 Durch die Dauermedikation mit **Depotpräparaten** ergeben sich weniger Probleme bei der Compliance, der Serumspiegel bleibt gleichmäßig. Beim Einsatz von Depotpräparaten lässt sich die Medikation jedoch nicht an veränderte Bedingungen (z.B. Unterschiede im Stressniveau des Patienten) anpassen und vor allem bei älteren Menschen können schädliche Kumulationseffekte auftreten (S. 143).

1.1.3 Unter **extrapyramidal-motorischen Nebenwirkungen** versteht man Früh- und Spätdyskinesie, Parkinson-Syndrom und Akathisie (S. 144).

1.1.4 **Neuroleptika** können bei Frauen zu Menstruationsstörungen bis zum Ausbleiben der Regel oder zu Milchabsonderungen aus der Brust führen. Bei Männern beobachtet man gegebenenfalls ein übermäßiges Wachstum der Brustdrüsen. Relativ häufig kommt es durch Neuroleptika zu Libidoverlust und Potenzstörungen (S. 144).

1.1.5 Die **Langzeittherapie** mit Neuroleptika muss in einen Gesamtbehandlungsplan integriert sein. Zur Rezidivprophylaxe werden Neuroleptika bei der Ersterkrankung mindestens ein Jahr, bei zwei- bis viermaliger Erkrankung oder frühem Rezidiv mindestens zwei bis fünf Jahre und bei sich häufig wiederholenden Rückfällen unbegrenzt eingesetzt. Meist wird bei der Langzeittherapie das Medikament verwendet, das sich in der Akutphase bewährt hat (S. 145).

1.1.6 Das maligne **neuroleptische Syndrom** kann sich nach etwa zweiwöchiger Therapie mit Neuroleptika entwickeln und führt zu Muskelsteifigkeit, Fieber, Zerfall der weißen Blutkörperchen, erhöhten Transaminasewerte, Bewusstseinsstörungen, vegetativen Störungen und Stupor. Die Letalität bei dem Syndrom beträgt ca. 20 % (S. 144f).

1.1.7 **Selektive Serotonin-Wiederaufnahmehemmer** werden untern anderem bei Depressionen, Essstörungen, Zwangs- und Angsterkrankungen verwendet (S. 146).

1.1.8 **MAO-Hemmer** dürfen nicht mit trizyklischen Antidepressiva und selektiven Serotonin-Wiederaufnahmehemmern kombiniert werden, weil der Blutdruck plötzlich abfallen oder ein zentrales Serotoninsyndrom auftreten kann (S. 147).

1.1.9 Antidepressiva haben kein **Suchtpotenzial** und machen nicht abhängig (S. 147).

1.1.10 Kommt es vor einer Stimmungsverbesserung zu einer Antriebssteigerung, kann sich das **Suizidrisiko** durch den Einsatz von Antidepressiva erhöhen. In der Regel reduzieren Antidepressiva aber suizidale Impulse. Eine Überdosierung von Antidepressiva ist in den meisten Fällen nicht lebensbedrohlich. Medikamente zur Malariaprophylaxe können in Kombination mit Antidepressiva das Suizidrisiko erhöhen (S. 147).

1.1.11 Die **Teratogenität von Lithium** ist hoch. Beim ungeborenen Kind entwickelt sich bei Intoxikation mit Lithium relativ häufig eine schwere Herzmissbildung. Frauen, die Lithium einnehmen, sollten verhüten. Besteht ein Kinderwunsch, sollte das Lithium mindestens zwei Wochen vor der Konzeption abgesetzt worden sein (S. 148).

1.1.12 Häufige **Nebenwirkungen von Benzodiazepinen** sind Müdigkeit, paradoxe Erregung, Lernschwierigkeiten, Konzentrationsprobleme, Muskelrelaxation, Menstruationsstörungen, Vergesslichkeit und Libidoverlust. Außerdem besteht großes Suchtpotential (S. 149).

1.1.13 Auch bei den gebräuchlichen Dosierungen kann es bei den Benzodiazepinen zu einer Niedrigdosenabhängigkeit (**Low-dose-Abhängigkeit**) kommen, die zu starken und lang andauernden Entzugssymptomen beim Absetzen der Medikamente führen kann (S. 149).

1.1.14 Typischerweise kommt es beim **Entzug von Benzodiazepinen** zu Angst, Unruhe, Übelkeit, Muskelverspannungen, Schwitzen, Tachykardie, Schlafstörungen, Kopfschmerzen und Dysphorie. In schweren Fällen sind Krampfanfälle, Muskelzittern, Verwirrtheit und Depersonalisations- oder Derealisationsphänomene möglich (S. 149).

1.1.15 Als **Nebenwirkungen von Ritalin®** kann es zu Appetitminderung, Schlafstörung, Kopfschmerzen, Störungen im Verdauungstrakt, Tachykardie, Muskelkrämpfen und zu unangemessener Sedierung oder Agitiertheit kommen (S. 150).

2 Kompaktkurs ICD-10

2.1 Klassifikations- und Diagnosesysteme

2.1.1 Die **ICD-10** ist ein internationales und wissenschaftlich fundiertes Klassifikationssystem für Erkrankungen. Im Kapitel V (F) werden psychische Störungen beschrieben. Die Klassifikation erfolgt unabhängig von Therapieschulen, deskriptiv-phänomenologisch, kriteriumsbezogen und operationalisiert (S. 33).

2.1.2 Der Einsatz von Klassifikationssystemen hat die Zusammenfassung von Objekten mit gemeinsamen Merkmalen zum **Ziel**. Durch die Klassifikation können Behandlungen besser spezifiziert und Therapieerfolge leichter gemessen werden. Die Zuordnung von Diagnosen ist die Grundlage für Statistiken über die verschiedenen Erkrankungen (S. 33).

2.1.3 In der ICD-10 unterscheidet man in die Achsen (S. 33):
- Ia: klinisch-psychiatrische Syndrome
- Ib: somatische Diagnosen
- II: psychosoziale Funktionseinschränkung
- III: Faktoren der sozialen Umgebung

Im MAS ordnet man in (S. 34):
- I: klinisch-psychiatrische Syndrome
- II: umschriebene Entwicklungsstörung
- III: Intelligenzniveau
- IV: körperliche Symptome
- V: assoziierte abnorme psychosoziale Umstände
- IV: Globalbeurteilung der psychosozialen Anpassung

In der OPD werden folgende Achsen beschrieben (S. 170f):
- I: Krankheitserleben und Behandlungsvoraussetzungen
- II: Beziehung
- III: Konflikt
- IV: Struktur
- V: ICD-10-Syndrome

Antworten

2.2 F-Kategorien in der ICD-10

F1 Psychische Störungen und Verhaltensstörungen durch psychotrope Substanzen

2.2.1 Die **Suchtphasen bei Alkoholismus** werden gegliedert in die voralkoholische Phase, die Prodromalphase, die kritische Phase und die chronische Phase (S. 48).

2.2.2 Von **Abhängigkeit** spricht man, wenn innerhalb des letzten Jahres mindestens drei der folgenden Kriterien erfüllt wurden: Starkes Verlangen, verminderte

Kontrolle, Entzugserscheinungen, Toleranzentwicklung, Vernachlässigung von Interessen und fortgesetzter Konsum trotz schädlicher Folgen (S. 48; ICD-10 F1).

2.2.3 Es gibt verschiedene **Typologien der Alkoholabhängigkeit**. Jellinek unterscheidet in alpha- (Erleichterungstrinker), beta- (Gelegenheitstrinker), gamma- (süchtiger Trinker), delta- (Spiegeltrinker) und epsilon- (Quartalstrinker) Typ. Cloninger teilt in Typ I (später Beginn, keine familiäre Belastung, keine Geschlechtspräferenz, gute Prognose) und Typ II (früher Beginn, familiäre Belastung, häufiger bei Männern, schlechte Prognose) ein (S. 48; ICD-10 F12).

2.2.4 Die erwünschte **Wirkung von Cannabis** liegt in der Erzeugung einer euphorisierenden oder gedämpften Stimmung. Unerwünschte Wirkungen sind z.B. Angst, Schwindel, Wahrnehmungsstörungen, Realitätsverzerrung, Desorientierung, Verlust der Selbstkontrolle und Blutdruckanstieg (S. 49; ICD-10 F12).

2.2.5 Akut wirkt **Tabak** anregend oder beruhigend, Herzfrequenz und Blutdruck steigen. Spätfolgen liegen z.B. in körperlicher und psychischer Abhängigkeit, Sauerstoffunterversorgung der peripheren Gefäße, Thrombosegefahr, chronischer Bronchitis und erhöhtem Krebsrisiko (S. 50f; ICD-10 F17).

2.2.6 **Ritalin®** wird vornehmlich zur medikamentösen Therapie beim hyperkinetischen Syndrom eingesetzt (S. 50; S. 58; S. 149f).

F2 Schizophrenie, schizotype und wahnhafte Störungen

2.2.7 Die **Negativsymptomatik** umfasst Antriebsmangel, Affektverflachung und Sprachverarmung. Von **Positivsymptomen** spricht man im Zusammenhang mit Halluzination, Wahn, Denkzerfahrenheit, Erregtheit und bizarrem Verhalten (S. 51; ICD-10 F20).

2.2.8 Bei **induzierten wahnhaften Störungen** teilen zwei oder mehr Menschen denselben Wahn oder dasselbe Wahnsystem. Man spricht auch von Folie à deux oder symbiontischer Psychose (S. 52; ICD-10 F24).

2.2.9 Man unterscheidet formale (z.B. Gedankenabreißen, Denkhemmung, Gedankenarmut, Ideenflucht) und inhaltliche **Denkstörungen** (z.B. Wahn) (ICD-10 F2).

2.2.10 **Bleuler** nennt als Kennzeichen der Schizophrenie Assoziationsstörung, Affektstörung, Autismus und Ambivalenz (S. 51f).

2.2.11 Zur **Behandlung** der Schizophreniesymptome wie Verlust der inneren Struktur, Störungen der Wahrnehmung, der Affekte und Kognitionen bieten sich strukturgebende Verfahren (z.B. Psychoedukation, Selbstwertstabilisierung) an (S. 96; S. 152; S. 156; S. 166).

2.2.12 **Schneider** fasst unter den ersten Rang die Symptome Gedankenveränderung, Wahnwahrnehmung (einer Sinneswahrnehmung wird eine unangemessene Bedeutung zugeordnet), Stimmen hören und leibliche Beeinflussung. Symptome zweiten Ranges sind Wahneinfall (plötzliche wahnhafte Überzeugung), Zönästhesie (Körpermissempfindung, Leibhalluzination), Halluzination und Verstimmung (S. 52).

2.2.13 **Hauptkennzeichen der schizotypen Störung** ist exzentrisches Verhalten (S. 52; ICD-10 F21).

F3 Affektive Störungen

2.2.14 **Manien** sind gekennzeichnet durch ein intensives Hochgefühl, oft gekoppelt mit erhöhter Aggressivität. Die Betroffenen fühlen sich besonders leistungsfähig und kreativ. Sie verspüren kaum Müdigkeit und haben keine Krankheitseinsicht (S. 52; ICD-10 F30).

2.2.15 Man unterscheidet die **bipolaren affektiven Störungen** in gegenwärtig hypomanische, gegenwärtig manische (mit und ohne psychotische Symptome), gegenwärtig leichte bis mittelgradige depressive, gegenwärtig schwere depressive (mit und ohne psychotische Symptome), gegenwärtig gemischte und gegenwärtig remittierte Episode. Dazu gehörige Begriffe sind die rapid und ultra rapid cycler (schnelle Wechsel zwischen den Phasen) und die bipolare I (manische und depressive Phasen) und II (hypomanische und depressive Phasen) Störung (S. 52f; ICD-10 F31).

2.2.16 **Bipolare Störungen** werden oft mit Lithium bzw. Antikonvulsiva (Carbamazepin, Valproat, Lamotrigin) therapiert (S. 53; S. 147).

2.2.17 Zu den **Symptomen einer depressiven Episode** zählen unter anderem Antriebshemmung, Denkverlangsamung, Gefühl der Gefühllosigkeit, vegetative Störungen und Suizidgefahr. Zum **somatischen Syndrom** zählen Interessenverlust, frühmorgendliches Erwachen, Morgentief, Appetitverlust, Gewichtsverlust, Libidoeinschränkungen und die Unfähigkeit auf freudige Ereignisse angemessen zu reagieren (S. 53; ICD-10 F32).

2.2.18 **Typische Wahninhalte** in der Depression sind Verarmung, Versündigung und Krankheit (S. 53; ICD-10 F32).

2.2.19 Als **anhaltende affektive Störungen** bezeichnet man die Zyklothymia und die Dysthymia, die jahrelang andauern und beträchtliche Beeinträchtigungen nach sich ziehen (S. 53; ICD-10 F34).

F4 Neurotische, Belastungs- und somatoforme Störungen

2.2.20 **Phobische Störungen** werden unterteilt in Agoraphobie (Angst vor Menschenansammlungen, öffentlichen Plätzen, Reisen oder Orten ohne direkte Fluchtmöglichkeit), soziale Phobie (Angst in kleinen Gruppen) und spezifische Phobien (z.B. vor Prüfungen, Blut, Spritzen, Tieren oder Höhe) (S. 53; ICD-10 F40).

2.2.21 Der **Zwang** wird nicht als fremd sondern als Produkt des eigenen Geistes erkannt, aber als unangemessen erlebt (S. 53; ICD-10 F42).

2.2.22 Bei der **akuten Belastungsreaktion** wechseln die Symptome nach dem typischen Anfangszustand der Betäubung zwischen Angst, Ärger, Verzweiflung, Überaktivität und Rückzug. Meistens bessert sich das Befinden schon nach wenigen Stunden, wenn sich der Betroffene aus der Belastung zurückziehen kann. Ist dies nicht möglich, bleiben die Symptome länger bestehen, sind aber nach drei Tagen gewöhnlich nur noch minimal vorhanden (S. 54; ICD-10 F43.0).

2.2.23 Typische Symptome der **posttraumatischen Belastungsreaktion** sind z.B. flashbacks, Betäubungsgefühl, Stumpfheit, Vermeidungsreaktionen, vegetative Übererregung, Schreckhaftigkeit, Schlaflosigkeit und Suizidgedanken (S. 54; ICD-10 F43.1).

2.2.24 **Anpassungsstörungen** treten in der Folge eines belastenden Lebensereignisses oder einer besonderen Lebensveränderung ein (S. 54; ICD-10 F43.2).

2.2.25 Von **dissoziativen Störungen** sind Frauen deutlich häufiger betroffen als Männer (S. 54; ICD-10 F44).

2.2.26 Die **dissoziative Amnesie** geht nicht auf eine hirnorganische Störung, eine Intoxikation oder eine extreme Erschöpfung zurück, sondern folgt einem traumatisierenden Erlebnis. Sie ist meist unvollständig, variabel, selektiv und reversibel. In der Regel umfasst sie Ereignisse vor dem Trauma (retrograde Amnesie). Auch bei Amnesien nach Gehirnerschütterungen ist die Erinnerung meistens für Ereignisse vor der Schädigung beeinträchtigt. Der Gedächtnisverlust nach Schädeltrauma steht aber im Gegensatz zur dissoziativen Amnesie nicht im Zusammenhang mit belastenden Erlebnissen. Blackouts nach Drogenkonsum sind zeitlich eng mit dem Missbrauch verbunden und irreversibel. Beim Korsakow-Syndrom ist die unmittelbare Wiedergabe von Ereignissen normal, aber schon nach wenigen Minuten nicht mehr möglich. Postiktale Amnesien treten im Zusammenhang mit epileptischen Anfällen auf (S. 54; ICD-10 F44.0).

2.2.27 Hauptkennzeichen der **somatoformen Störungen** ist, dass sich keine körperliche Ursache für die Beschwerden finden lässt. Unter die Kategorie werden unter anderem die Somatisierungsstörung (häufig wechselnde Symptomatik über mindestens 2 Jahre), die hypochondrische Störung (anhaltende Überzeugung an einer bestimmten körperlichen Krankheit zu leiden), die somatoforme autonome Funktionsstörung (Schilderung von Symptomen, die auf Störung eines vegetativ innervierten Organs zu weisen scheinen) und die anhaltende somatoforme Schmerzstörung (andauernder quälender Schmerz) gefasst. Durch die häufigen Arztbesuche stellen somatoforme Störungen einen hohen Kostenfaktor im Gesundheitssystem dar (S. 54; ICD-10 F45).

2.2.28 Die **Dysmorphophobie** wird in der ICD-10 bei den hypochondrischen Störungen erwähnt. Man versteht darunter die exzessive Beschäftigung mit einer vermuteten Entstellung im körperlichen Aussehen. Die Sorge über diesen objektiv nicht oder schwach ausgeprägten Makel ist deutlich übertrieben und wird meist geheimgehalten. Die ständige krankhafte Beschäftigung mit dem Aussehen (Checking-Verhalten) führt zu sozialen, beruflichen und sonstigen Beeinträchtigungen (S. 54; ICD-10 F22.8 und F45.2).

F5 Verhaltensauffälligkeiten mit körperlichen Störungen oder Faktoren

2.2.29 Unter den **Verhaltensauffälligkeiten in Verbindung mit körperlichen Störungen** werden in der ICD-10 Essstörungen, nicht organische Schlafstörungen, nicht organische sexuelle Funktionsstörungen, psychische und Verhaltensstörungen im Wochenbett, psychische Störungen bei andernorts klassifizierten Krankheiten und der Missbrauch nicht abhängigkeitserzeugender Substanzen zusammengefasst (S. 54f; ICD-10 F5).

2.2.30 Unter den **nicht organischen Schlafstörungen** werden Veränderungen in Dauer, Qualität oder Zeitpunkt des Schlafes (Dyssomnien: Insomnie, Hypersomnie, Störungen des Schlaf-Wach-Rhythmus) und abnorme Episoden während des Schlafes (Parasomnien: Schlafwandeln, Pavor nocturnus und Alpträume) zusammengefasst. Die Schlafapnoe (mehr als 10 Atemstillstände innerhalb einer Stunde Schlaf von mehr als 10 Sekunden Dauer und daraus entstehende Beeinträchtigungen am Tage) wird nicht in diese Kategorie eingeordnet, da sie eine körperliche Ursache hat (S. 55; ICD-10 F51).

2.2.31 Beim **Pavor nocturnus** kommt es im ersten Drittel des Schlafes zu einem Panikschrei, Desorientiertheit und stereotypen Bewegungsmustern. Die Betroffenen (meist Kinder) können sich am Morgen nicht mehr an das Ereignis erinnern. Vom Pavor nocturnus sind mehr Jungen als Mädchen betroffen. Der **Alptraum** findet sich eher im letzten Drittel der Schlafphase und kann am Morgen gut erinnert werden. Beim Alptraum gibt es keine ausgeprägte Geschlechterpräferenz (S. 55; S. 77; ICD-10 F51.4).

2.2.32 **Nicht organische sexuelle Funktionsstörungen** behindern die befriedigende Aufnahme einer von der Person gewünschten sexuellen Beziehung. Man fasst darunter den Mangel oder Verlust von sexuellem Verlangen, die sexuelle Aversion, das Versagen genitaler Reaktionen, die Orgasmusstörung, die Ejaculatio praecox (vorzeitiger Samenerguss), den nicht organischen Vaginismus (Spasmen in der Beckenbodenmuskulatur), die Dyspareunie (Schmerzen beim Geschlechtsverkehr) und das gesteigerte sexuelle Verlangen zusammen (S. 55; ICD-10 F52).

F6 Persönlichkeits- und Verhaltensstörungen

2.2.33 **Spezifische Persönlichkeitsstörungen:** Man unterscheidet die:
- paranoide (u.a. misstrauisch, streitsüchtig, Angst vor Verschwörungen)
- schizoide (u.a. kühl, wenig Kontakte, einzelgängerisch)
- dissoziale (u.a. unbeteiligt, wenig Frustrationstoleranz, keine längeren Beziehungen)
- emotional instabile (u.a. impulsiv, mangelnde Selbstkontrolle)
- histrionische (u.a. dramatisierend, labile Affektivität, suggestibel, unangemessen verführerisch)
- anankastische (u.a. zweifelnd, perfektionistisch, rigide)
- ängstliche (u.a. besorgt, Furcht vor Kritik)
- abhängige (u.a. nachgiebig, Angst verlassen zu werden)

Persönlichkeitsstörung (S. 56; ICD-10 F60).

2.2.34 **Andauernde Persönlichkeitsveränderungen** können nach extremer Belastung oder schwerer psychiatrischer Erkrankung auftreten (S. 56; ICD-10 F62).

2.2.35 Als **abnorme Gewohnheiten** und **Störungen der Impulskontrolle** bezeichnet man Glücksspiel, Brandstiftung, Kleptomanie und Trichotillomanie (S. 56; ICD-10 F63).

2.2.36 Als **Störungen der Sexualpräferenz** bezeichnet man nennenswerte Abweichungen von der heterosexuellen Partnerwahl wie z.B. Fetischismus, fetischistischer Transvestitismus, Exhibitionismus, Voyeurismus, Pädophilie oder Sadomasochismus (S. 56; ICD-10 F65).

2.2.37 Bei einer **sexuellen Reifungskrise** leidet der Betroffene unter einer Unsicherheit hinsichtlich seiner Geschlechtsidentität oder seiner sexuellen Orientierung (S. 56; ICD-10 F66.0).

2.2.38 Bei **artifiziellen Störungen** werden häufig und beständig Symptome vorgetäuscht, ohne dass gesicherte körperliche oder psychische Störungen vorliegen. Es kommt vor, dass sich die Patienten sogar selbst verletzen, um Untersuchungen oder Operationen zu erzwingen. Dazugehörige Begriffe sind Münchhausen-Syndrom, Hospital-Hopper-Syndrom oder peregrinating patient (S. 56; ICD-10 F68.1).

F8 Entwicklungsstörungen

2.2.39 Bei der **isolierten Rechtschreibstörung** sind ohne vorhergehende Lesestörung die Rechtschreibfähigkeiten eindeutig beeinträchtigt. Die Störung ist nicht durch kognitive oder visuelle Einbußen bzw. eine unzureichende Beschulung zu erklären. Die Diagnosestellung erfolgt mit Hilfe von standardisierten Tests. Die Rechtschreibleistung muss darin unterdurchschnittlich, Intelligenz und Lesefertigkeit müssen zumindest durchschnittlich ausgeprägt sein (S. 57; ICD-10 F81.1).

2.2.40 Bei der **umschriebenen Entwicklungsstörung der motorischen Funktionen** ist die grob- und feinmotorische Koordination unterdurchschnittlich, ohne dass eine neurologische Schädigung festzustellen ist. Oft ist die Leistungsfähigkeit bei visuell-räumlichen Aufgaben eingeschränkt und begleitend liegen soziale, emotionale und Verhaltensprobleme vor. Man sprach früher auch von dem Syndrom des ungeschickten Kindes oder von minimaler zerebraler Dysfunktion (S. 57; ICD-10 F82).

2.2.41 Als **tief greifende Entwicklungsstörung** bezeichnet man unter anderem den Kanner-Autismus (frühkindlicher Autismus), den atypischen Autismus, den Asperger-Autismus und das Rett-Syndrom (S. 57f; S. 73; ICD-10 F84).

2.2.42 Der **Kanner-Autismus** (frühkindlicher Autismus) ist durch vergleichsweise stärkere Einschränkungen in der Intelligenz und der Sprache gekennzeichnet. Betroffene nehmen die soziale Umwelt weniger wahr als Asperger-Autisten. Der Kanner-Autismus ist seltener als der **Asperger-Autismus.** Beim Asperger-Autismus sind ca. dreimal mehr Jungen als Mädchen und beim Kanner-Autismus sind bis zu achtmal mehr Jungen als Mädchen betroffen (S. 57f).

F9 Verhaltens- und emotionale Störungen mit Beginn in der Kindheit und Jugend

2.2.43 Bei **Störungen des Sozialverhaltens** ist die **Prognose** eher schlecht. Jungen mit Störungen des Sozialverhaltens entwickeln nachfolgend oft dissoziale Persönlichkeitsstörungen, Mädchen mit Störungen des Sozialverhaltens entwickeln später eher Angst und Depression (S. 58; S. 74; ICD-10 F91).

2.2.44 Die **emotionalen Störungen im Kindesalter** scheinen Verstärkungen normaler Entwicklungstrends zu sein und sind wohl keine eigenständigen Phänomene wie im Erwachsenenalter. Bei Kindern lassen sich die emotionalen Störungen weniger deutlich in spezifische Einheiten klassifizieren als bei Erwachsenen. Die Symptome der Störungen unterscheiden sich z.T. deutlich: So kommt es z.B. bei der kindlichen Depression kaum zu der für Erwachsene so typischen Klagsamkeit (S. 59; S. 74; ICD-10 F93).

2.2.45 Zu den **Ängsten in der normalen psychosozialen Entwicklung** zählen beispielsweise die Furcht vor Tieren, vor Trennung oder vor Dunkelheit (S. 74; S. 82; ICD-10 F93.1).

2.2.46 Unter **Störungen sozialer Funktionen mit Beginn in der Kindheit und Jugend** versteht man neben anderen den elektiven Mutismus (Sprachverweigerung in bestimmten Situationen), die reaktive Bindungsstörung des Kindesalters (Furcht, Rückzug und ambivalente Reaktionen bei Kontakt mit anderen) und die Bindungsstörungen des Kindesalters mit Enthemmung (Anklammerung und nicht selektive Bindungen) (S. 59; S. 75; ICD-10 F94).

2.2.47 Unter **Pica** versteht man das anhaltende Verzehren nicht essbarer Speisen. Im Kindesalter geht die Störung oft mit intellektueller Beeinträchtigung einher (S. 59; ICD-10 F98.3).

2.2.48 Beim **Stottern** wird das Sprechen durch Wiederholung oder Dehnung bzw. durch Zögern und Innehalten unrhythmisch. Beim **Poltern** ist die Sprechflüssigkeit durch die hohe Sprechgeschwindigkeit gestört, ohne dass es zu Wiederholungen oder Verzögerungen kommt (S. 60; S. 75; ICD-10 F98.5, F98.6).

3 Kompaktkurs OPD

3.1 Auf **Achse I** wird der Schweregrad des Befundes, der Leidensdruck, das Ausmaß der körperlichen Behinderung, der sekundäre Krankheitsgewinn, die Einsichtsfähigkeit, die Selbsteinschätzung der geeigneten Behandlungsform, die Motivation, die Compliance, die Symptomdarbietung, die psychosoziale Integration und die Angemessenheit der subjektiven Beeinträchtigungen kodiert (S. 170).

3.2 Folgende Perspektiven werden auf **Achse II** beschrieben: „Der Patient erlebt sich immer so.", „Der Patient erlebt andere immer so." (Perspektive A) und

„Andere erleben den Patienten immer so.", „Andere erleben sich gegenüber dem Patient immer so." (Perspektive B) (S. 170).

3.3 Auf **Achse III** werden die Grundkonflikte Abhängigkeit versus Autonomie, Unterwerfung versus Kontrolle, Versorgung versus Autarkie, Selbstwertkonflikte, Überich- und Schuldkonflikte, ödipal-sexuelle Konflikte und Identitätskonflikte beschrieben (S. 170f).

3.4 Die **Struktur** wird über die Begriffe hohes, mittleres, geringes oder desintegriertes Integrationsiveau beschrieben (S. 171).

3.5 Auf der **Achse V** werden die ICD-10-Syndrome kodiert (S. 171).

4 Kompaktkurs Epidemiologie

4.1 Die **deskriptive Epidemiologie** beschreibt das Auftreten und die Verteilung von Störungen über Populationen, Regionen und die Zeit. Bei der **analytischen Epidemiologie** steht die Erfassung der Ursachen von Störungen im Mittelpunkt des Interesses (S. 5).

4.2 Das **relative Risiko** entspricht dem Quotienten aus der Häufigkeit einer Diagnose in einer Population von Merkmalsträgern und der Häufigkeit einer Diagnose in einer Population von Nicht-Merkmalsträgern (S. 18).

4.3 Mit **Prävalenz** (Grundanteil) beschreibt man die Häufigkeit, mit der eine Diagnose in einer Population vorkommt. Die **Inzidenz** steht für das Neuauftreten bestimmmter Diagnosen in einer bestimmten Periode (S. 5f; S. 18).

4.4 Das **Lebenszeitrisiko** beschreibt, mit welcher Wahrscheinlichkeit man während des gesamten Lebens an einer bestimmten Diagnose erkrankt (S. 18).

4.5 **Primärdaten** sind Rohdaten. **Sekundärdaten** sind bearbeitete Daten wie Mittelwerte, Klassifikationen oder interpretierte Werte (S. 18).

4.6 Zur Erklärung des **Zusammenhangs** zwischen **sozialer Schicht** und **Häufigkeit psychischer Erkrankungen** geht die Drift-Hypothese davon aus, dass es durch die psychische Störung zum sozialen Abstieg kommt. Nach der Trigger-Hypothese folgt die psychische Störung dem sozialen Abstieg (S. 19).

5 Kompaktkurs Abwehr

5.1 Die **Abwehr** ist ein unzureichender Versuch der Konfliktlösung, der sich individuell ausprägt. Sie stellt eine unbewusste Reaktion des Ichs zur Verhinderung der Realisierung von Triebimpulsen aus dem Es dar. Die Abwehr hat damit eine wichtige Schutzfunktion (S. 27).

5.2 **Abwehrmechanismen** (S. 27) bei:
- Zwang: Sublimierung, Reaktionsbildung, Ungeschehen machen, Verschiebung, Rationalisierung, Isolierung
- Borderline-Persönlichkeitsstörung: Spaltung, projektive Identifikation, Idealisierung, Verleugnung
- Phobie: Vermeidung, Verschiebung, Projektion, Identifikation
- Depression: Introjektion, Regression, Wendung gegen die eigene Person

5.3 Als **unreife Abwehrmechanismen** bezeichnet man wahnbildende Projektion, psychotische Verleugnung, Spaltung, Introjektion und projektive Identifizierung (S. 71).

5.4 **Abwehrformen** (S. 27) bei den einzelnen Beispielen

A Regression
B Verdrängung
C Wendung gegen die eigene Person
D Projektion
E Ungeschehen machen
F Verleugnung
G Vermeidung
H Idealisierung

6 Kompaktkurs diagnostische Hilfsmittel

6.1 **Fehlerquellen** im diagnostischen Prozess sind z.B. Wahrnehmungsabwehr, Vermeidungsreaktion, Halo-Effekt, Fehler der zentralen Tendenz, Erinnerungsfehler, Selbsttäuschung, Antworttendenzen, Mildeeffekt, response sets oder absichtliche Verfälschung (S. 35).

6.2 Bei der **selektiv-differenziellen Diagnostik** wird im Vorfeld die am besten passende der verfügbaren Interventionen ausgewählt. Kennzeichen der **prozessual-adaptiven Indikation** ist die Anpassung der passenden Intervention an die Veränderungen des Patienten (S. 36).

6.3 **Testverfahren** können in Leistungs- versus Persönlichkeitstests, psychometrische versus projektive Tests, standardisierte versus nicht standardisierte und Einzel- versus Gruppentests unterteilt werden (S. 38f).

6.4 Bei **quantitativen Verfahren** werden Verhaltensweisen ausgezählt. Die **qualitativen Verfahren** beschreiben den Ausprägungsgrad von Verhaltensweisen ohne Häufigkeitsangaben (S. 39).

6.5 Als **Depressionsfragebogen** setzt man z.B. die Hamilton Depressionsskala, das Beck-Depressions-Inventar oder das Depressionsinventar für Kinder und Jugendliche ein (S. 42).

6.6 **Kriterien der Testbeurteilung:** Unter Objektivität versteht man die Unabhängigkeit des Ergebnisses vom Untersucher bzw. Auswerter. Die Reliabilität gibt die Zuverlässigkeit der Messung wieder. Die Validität ist ein Maß für die Gültigkeit von Messungen (S. 43).

6.7 Zu den **Konzentrationstests** zählen z.B. der Konzentrationsleistungstest KLT, der Alterskonzentrationstest (AKT) für Personen ab 60 Jahren oder der Aufmerksamkeits-Belastungs-Test (d2-Test als Einzel- oder Gruppentest zur Messung der selektiven Aufmerksamkeit) (S. 44; S. 46).

6.8 **Verfahren zur Entwicklungsdiagnostik** sind beispielsweise die Münchner Funktionelle Entwicklungsdiagnostik (MFED), der Fragebogen zur Erfassung praktischer und sozialer Selbstständigkeit (FPSS), die Griffiths-Entwicklungsskalen (GES), Frostigs Entwicklungstest der visuellen Wahrnehmung (FEW), der Motoriktest für 4- bis 6-Jährige (MOT 4–6), der Heidelberger Sprachentwicklungstest (HSET), der Kaufman Assessment Battery for Children (K-ABC), der Hamburg-Wechsler-Intelligenztest (HAWIK), der Culture Fair Test (CTF-20), der Wiener Entwicklungstest (WET), der Mann-Zeichen-Test (MZT) oder der Psycholinguistische Entwicklungstest (PET) (S. 45; S. 83).

6.9 **Projektive Verfahren** bei der Persönlichkeitsdiagnostik für Kinder sind z.B. der Kinder-Apperzeptionstest (CAT), der Scenotest oder der Rosenzweig Picture Frustration Test (P-F Test) (S. 84).

7 Kompaktkurs Rechtsfragen

7.1 Bei **akuter Suizidalität** ist der Therapeut verpflichtet, eine Unterbringung in einer geschlossenen Station einer Klinik zu veranlassen (S. 41).

7.2 Von **Behinderung** spricht man, wenn die körperliche Funktion, die geistige Fähigkeit oder die seelische Gesundheit mit hoher Wahrscheinlichkeit länger als sechs Monate von dem für ihr Lebensalter typischen Zustand abweicht und die Teilhabe am gesellschaftlichen Leben beeinträchtigt ist. Die rechtlichen Bestimmungen finden sich im Sozialgesetzbuch (S. 106).

7.3 Nach dem **Betreuungsrecht** kann ein Betreuer bestellt werden, wenn erwachsene Personen ihre Angelegenheiten in Bezug auf Vermögensverwaltung, Gesundheitsfürsorge oder Behördenangelegenheiten nicht selbst regeln können. Der Betreuer darf allerdings nur in den Aufgabengebieten tätig werden, in denen Betreuung notwendig ist (S. 108).

7.4 Die Behandlungen müssen ausreichend, notwendig, zweckmäßig und wirtschaftlich sein, damit sie von den **Krankenkassen** finanziert werden können. Nach den Psychotherapie-Richtlinien wird eine Psychotherapie von den Krankenkassen genehmigt, wenn eine seelische Krankheit vorliegt und die Behandlung durch wissenschaftlich begründete Methoden erfolgt (S. 200f).

7.5 Patienten haben grundsätzlich **Einsichtsnahmerecht** in die Aufzeichnungen objektiver Daten. Subjektive Angaben wie Notizen des Therapeuten müssen dem Patienten nicht mitgeteilt werden. Das Recht auf Einsicht in die Akten kann in der Psychiatrie und Psychotherapie eingeschränkt werden, wenn eine Beeinträchtigung des Zustandes oder Missbrauch der Befunde zu erwarten ist (S. 190; S. 199f).

7.6 Im **Behandlungsvertrag** wird die freie Therapeutenwahl, die Sorgfaltspflicht, die Informationspflicht, die Aufklärungspflicht und Einwilligung, die Dokumentationspflicht und die Schweigepflicht geregelt. Durch ihn verpflichtet sich der Therapeut zur Behandlung nach dem gegenwärtig allgemeingültigen Kenntnisstand (S. 199).

7.7 Beim **informed consent** bestätigt der Patient schriftlich, dass er über Diagnose, Therapieplan, Risiken, Alternativen und Rahmenbedingungen der Behandlung informiert wurde. Die Einverständniserklärung wird in der Regel nach Ablauf des Erstinterviews bzw. der probatorischen Sitzungen eingeholt (S. 199).

7.8 Der Psychotherapeut hat **Zeugnisverweigerungsrecht** über alles, was ihm in seiner Eigenschaft als Therapeut anvertraut oder bekannt geworden ist (S. 200).

7.9 Die **Schweigepflicht** besteht nicht bei einer Entbindungserklärung des Patienten (z.B. zur Informationsweitergabe durch den Vorbehandler) und bei Auftreten eines höheren Rechtsguts (z.B. bei Kenntnis eines Schwerverbrechens oder einer gefährlichen Krankheit). Bei der Weitergabe von Daten an Team-Kollegen oder an die Krankenkasse ist die Schweigepflicht eingeschränkt (S. 189f; S. 200).

7.10 Eine **Approbation** kann nach Abschluss des Studiums der Psychologie (für die Approbation zum Psychologischen Psychotherapeuten) oder nach Abschluss des Studiums der Psychologie, Pädagogik oder Sozialpädagogik (für die Approbation zum Kinder- und Jugendlichenpsychotherapeuten) sowie nach erfolgreicher Ausbildung in einem staatlich anerkannten Ausbildungsinstitut erteilt werden. Die Approbation kann verweigert werden, wenn der Kandidat zur Berufsausübung unwürdig oder unfähig erscheint (S. 197).

7.11 Das **Jugendgerichtsgesetz** gilt in der Regel vom 14. bis zum 18. Lebensjahr. Bei eingeschränkter Einsichts- oder Verantwortungsfähigkeit des jungen Erwachsenen kann es gegebenenfalls auch bis zum 21. Lebensjahr eingesetzt werden (S. 199).

7.12 Grundsätzlich trägt der Patient bei **Behandlungsfehlern** die **Beweispflicht**. Bei Vernachlässigung von Aufklärung und Dokumentation von Seiten des Therapeuten kehrt sich die Beweispflicht um (S. 199).

8 Kompaktkurs Kinder- und Jugendlichenpsychotherapie

8.1 Enuresis (ICD-10 F98.0)

8.1.1 Von **primärer Enuresis** spricht man, wenn das Einnässen von Beginn an ohne Unterbrechung bestand. Bei **sekundärer Enuresis** gab es in der Entwicklung eine Phase der erfolgreichen Blasenkontrolle (S. 59; S. 75).

8.1.2 Der unwillkürliche Urinabgang erfolgt bei der **Enuresis diurna** tagsüber, bei der **Enuresis nocturna** nachts (S. 59; S. 75).

8.1.3 **Geschlechterverteilung:** Bis zum Alter von sieben Jahren findet sich die Enuresis bei Jungen und Mädchen etwa gleich häufig, ab dem achten Lebensjahr sind Jungen häufiger betroffen (S. 59).

8.1.4 Die **Diagnosestellung bei Enuresis** kann erst ab dem fünften Lebensjahr oder einem Intelligenzalter von vier Jahren erfolgen (S. 59).

8.1.5 **Enuresis und Inkontinenz** sind Miktionsstörungen (S. 122).

8.1.6 Zur **Therapie** von Enuresis können Token-Programme, Elterntrainings sowie Methoden mit Klingelmatten bzw. Klingelhosen durchgeführt werden (S. 165).

8.1.7 Enuresis ist als unwillkürlicher Urinabgang, und **Enkopresis** als willkürliches oder unwillkürliches Absetzen von Kot an nicht adäquaten Stellen definiert (S. 59; S. 75).

8.2 Essstörungen (ICD-10 F50)

8.2.1 Die **Anorexia nervosa** beginnt meist in der Pubertät und ist bei Mädchen um ein Vielfaches häufiger als bei Jungen. Die Erkrankung geht mit einer Störung der Körperwahrnehmung einher. Obwohl das Gewicht bei einem BMI von unter 17,5 bzw. mindestens 15 % unter dem Normalgewicht liegt, nehmen sich die Betroffenen als zu dick wahr. Die Gewichtsreduktion erfolgt durch restriktive Nahrungsaufnahme, extensiven Sport, Erbrechen und/oder den Gebrauch von Diuretika. Die Anorexie ist oft begleitet von Haarausfall, trockener Haut, Zahnschädigung, Hypokaliämie, Nierenschädigung, Ödembildung, Herzrhythmusstörungen, Amenorrhö und Obstipation. Die **Bulimia nervosa** setzt meist etwas später ein als die Anorexie und ist ebenfalls bei Mädchen häufiger anzutreffen als bei Jungen. Die Betroffenen haben meist Normalgewicht. Sie leiden unter Heißhungeranfällen und beschäftigen sich viel mit ihrem Körpergewicht. Dem dickmachenden Effekt der Nahrung wird durch Erbrechen, Abführmittel, Diuretika oder andere Medikamente entgegengewirkt. Bei der Bulimie treten oft Zahnschäden, Ödeme, Haarausfall, Elektrolytstörungen, Herzrhythmusstörungen, Muskelschwäche und Krämpfe auf (S. 54f; S. 76).

8.2.2 **Prognose der Anorexia nervosa:** Ein Drittel der Betroffenen kann geheilt werden, bei einem Drittel bleibt eine Körperschemastörung bestehen und bei einem weiteren Drittel ist der Verlauf chronisch (S. 54).

8.2.3 Patientinnen mit **Purging-Typ-Essstörungen** nutzen Erbrechen, Abführmittel oder Diuretika zur Reduktion des dickmachenden Effektes von Nahrung (S. 76).

8.2.4 Von Übergewicht Grad I spricht man bei einem BMI zwischen 25 und 29,9, von **Adipositas** Grad II bei einem BMI zwischen 30 und 39,9 und von schwerer Adipositias Grad III bei einem BMI ab 40 (S. 133f).

8.2.5 Bei der **Binge-Eating-Disorder** kommt es mehrmals pro Woche zu Essanfällen mit Kontrollverlust, Ekel- oder Schuldgefühlen und Depressionen. Die Betroffenen entwickeln Übergewicht. Im Vergleich mit der Bulimie sind mit einem Drittel verhältnismäßig mehr Männer betroffen (S. 134).

8.3 Ticstörungen (ICD-10 F95)

8.3.1 **Ticstörungen** sind gekennzeichnet durch unwillkürliche, rasche, sich wiederholende und nicht rhythmische Bewegungen oder Lautproduktionen ohne erkennbare neurologische Schädigung. Die Ticstörung kann einfach oder komplex und vorübergehend oder chronisch sein. Die Tics treten nur selten im Schlaf auf und sind kurzfristig unterdrückbar. Jungen sind deutlich häufiger betroffen als Mädchen (S. 59; S. 75).

8.3.2 Die Störung muss länger als ein Jahr bestehen, damit man eine **chronische Ticstörung** diagnostizieren kann (S. 59; S. 75).

8.3.3 **Einfache** vokale und motorische **Tics** sind z.B. Räuspern oder Blinzeln (S. 75).

8.3.4 Bei der **Echopraxie** ahmen die Betroffenen gesehene Bewegungen nach, bei der **Palilalie** wiederholen sie selbst erzeugte Laute oder Wörter und bei der **Koprolalie** verwenden sie obszöne Worte (S. 75).

8.3.5 **Passagere Ticstörungen** treten bei bis zu 50 % aller Kinder auf. Jungen sind deutlich häufiger betroffen als Mädchen (S. 75).

8.3.6 Das **Tourette-Syndrom** bezeichnet eine Kombination von vokalen und multiplen motorischen Tics, wobei meist zuerst motorische Auffälligkeiten beobachtet werden (S. 59; S. 75).

8.4 Hyperkinetische Störungen (ICD-10 F90)

8.4.1 **Hyperkinetische Störungen** sind durch eine situationsübergreifende Aufmerksamkeitsstörung bei gleichzeitiger Überaktivität gekennzeichnet (S. 58; S. 73f).

8.4.2 **Begleitmerkmale** der hyperkinetischen Störungen wie Distanzlosigkeit, Unbekümmertheit in gefährlichen Situationen, Missachtung sozialer Regeln, Lernstörungen, motorische Ungeschicklichkeit sind für die Diagnose nicht notwendig, stützen sie jedoch (ICD-10 F90).

8.4.3 Die Störung **beginnt** in der Regel früh, meist in den ersten fünf Lebensjahren (S. 74; ICD-10 F90).

8.4.4 Die hyperkinetischen Störungen müssen **differenzialdiagnostisch** von affektiven Störungen, Angststörungen, Schizophrenie und Autismus unterschieden werden (S. 74; ICD-10 F90).

8.4.5 Das THOP (**Therapieprogramm** für Kinder mit hyperkinetischem und oppositionellem Problemverhalten) vertritt einen Selbstmanagement-Ansatz und hat gute Erfolgsquoten (S. 105).

D Drei Übungsprüfungen

Fragenteil

Antwortteil

Im Folgenden wird Ihnen die Möglichkeit gegeben, drei „Übungsprüfungen“ durchzuführen. Die jeweils 80 Aufgaben sind wie im offiziellen Übungsmaterial des IMPP in Kurzantwortaufgaben, Mehrfachauswahlaufgaben, Aufgabenfolgen und Einfachauswahlaufgaben gegliedert. Wie in einer echten Prüfung wechseln die Themenbereiche, aus denen Fragen gestellt werden, ständig. Zwar gibt es kein Antwortblatt wie in der realen Prüfung, Sie können jedoch Ihre Angaben ins Aufgabenheft schreiben und mit den Lösungen ab S. 183 vergleichen.

Seit Herbst 2003 haben Absolventen der Wiesbadener Akademie für Psychotherapie Fragen und Antwortalternativen notiert, an die sie sich aus ihrer eigenen Prüfung erinnern konnten. Durchschnittlich wurden ca. 60 Aufgaben pro Prüfung auf diese Weise bruchstückhaft rekapituliert. Aus diesen Gedächtnisprotokollen wurden die folgenden Aufgaben „wiederhergestellt“. Die Formulierungen entsprechen den Original-Prüfungsaufgaben nicht wörtlich, da sich die Kandidaten einerseits nur ungenau an die Fragen und Antwortalternativen erinnern konnten, andererseits wurden die Aufgaben in der Überarbeitung weiter verfremdet. Dennoch bieten die Übungsprüfungen gutes Vorbereitungsmaterial, weil sie die Schwerpunkte, den Schwierigkeitsgrad und den Stil der Prüfungsaufgaben widerspiegeln und weil sich die Inhalte wiederholen werden, wenn das IMPP einen ausreichend großen „Fragenpool“ entworfen hat.

Die Mehrzahl der Aufgaben sollte mit dem Wissen lösbar sein, das Sie sich durch das Studium des Buches „Die Psychotherapie-Prüfung“ und der Teile B „Fragen zum IMPP-Gegenstandskatalog“ und C „Kompaktkurse“ des vorliegenden Aufgabenheftes sowie der ICD-10 angeeignet haben. Bei einzelnen Aufgaben ist kein direkter Bezug zu den IMPP-Gegenstandskatalogen erkennbar. Diese Fragen (Übungsprüfung I: 24, 25, 28, 73 und 77; Übungsprüfung II: 11, 37, 48 und 63; Übungsprüfung III: 15, 34, 52, 67 und 79) sind nur zu beantworten, wenn Sie ein entsprechendes Vorwissen haben.

Übungsprüfung I

Kurzantwortaufgaben

1.1 Eine Pharmafirma entwickelt ein neues Antidepressivum. Auf dem Weg zur Zulassung des Medikaments wird eine Studie über die Wirksamkeit des Pharmakons durchgeführt, bei dem es mit einem schon auf dem Markt befindlichen Antidepressivum verglichen wird. In dieser Studie werden die Probanden per Zufallslos dem bewährten oder dem neu entwickelten Medikament zugeordnet. Wie bezeichnet man dieses statistische Vorgehen zur Gleichverteilung und Kontrolle unbekannter Störfaktoren?

Rando
___

1.2 Bei einer Studie über die Wirksamkeit eines Biofeedback-Verfahrens zur Behandlung von Migräne werden Anwender in Arztpraxen befragt, wie sie die Wirksamkeit des Verfahrens einschätzen. In Ergänzung zur experimentellen Forschung, bei der die Wirksamkeit des Verfahrens unter Idealbedingungen erfasst wird, wird dabei geprüft, wie die Maßnahme unter den Bedingungen der Routineversorgung wirkt. Welches Effektivitätsmaß wird mit solchen naturalistischen Studien erfasst?

effectivness
___

1.3 Drei Monate nach dem Unfalltod seiner Mutter reagiert ein 16-jähriger Junge noch mit sozialem Rückzug, Schlafstörungen und Suizidgedanken. Der Schulbesuch fällt ihm sehr schwer, er hat fast alle seine Hobbys aufgegeben. Meist wirkt er sehr ängstlich, manchmal aber auch wie kurz vor einem aggressiven Gewaltausbruch, zu dem es allerdings noch nie gekommen ist. In der Anamnese schildert er das Gefühl, mit der Situation nicht zurechtkommen zu können und nicht zu wissen, wie es weitergehen soll. Welche Diagnose kann am ehesten gestellt werden?

depr. Störung Anpassungsstörung
___

1.4 Eine junge Angstpatientin spürt während einer Panikattacke starke Atemnot und Herzrasen. Diese körperlichen Reaktionen deutet sie als Vorboten eines Herzinfarktes, was das Angstgefühl noch verstärkt. Dadurch kommt es wiederum zur Zunahme ihrer körperlichen Symptome. Wie bezeichnet man einen solchen sich aufschaukelnden Prozess?

Eskalation Teufelskreis
___

1.5 Um die Wirksamkeit einer medikamentösen Therapie bei depressiven Episoden zu bestimmen, wird das Befinden von Patienten vor und nach der Behandlung mit Fragebögen erfasst. Wie nennt man das statistische Maß für die spezifische Wirksamkeit der Behandlung, das sich aus dem mittleren Unterschied der Fragebogenscores vor und nach der Therapie dividiert durch die Standardabweichung der Fragebogenwerte vor der Behandlung berechnet?

Effektstärke
___

1.6 Ein Patient kommt in stationäre Behandlung, weil er aus Angst zu kollabieren oder ohnmächtig zu werden nur noch selten das Haus verlassen hat. Er hat keine Brücken und offene Plätze mehr überquert. Außerdem hat er Menschenansammlungen gemieden und kaum noch Orte aufgesucht, von denen er annahm, dass er sie nicht schnell wieder verlassen kann (z.B. Kino, Supermärkte). Für welche Diagnose sprechen diese Symptome am ehesten?

____

1.7 Eine 30-jährige Frau erlebt sich immer wieder als versorgende und beschützende Person, andere Menschen als fordernd und anspruchsvoll. Andere (z.B. der Therapeut) erleben die Frau immer wieder als anklammernd und sich der Frau gegenüber als abweisend. Auf welcher OPD-Achse werden diese Zusammenhänge beschrieben?

____

1.8 Ein 25-jähriger Patient mit merkwürdig marinierter Sprache und einem eigentümlichen Kleidungsstil nimmt kaum Blickkontakt mit dem Therapeuten auf. Er wirkt misstrauisch und unnahbar. Sein Verhalten wirkt oft sonderbar, z.B. wenn er bestimmte „magische" Rituale ausführen muss, bevor er ein Haus betritt. Ab und zu quälen ihn wahnähnliche Ideen. Schon seit längerer Zeit hat er keine engeren sozialen Beziehungen mehr und lebt weitgehend isoliert. In der Familie des Patienten finden sich schizophrene Angehörige. Der Patient selbst zeigt keine eindeutigen schizophrenen Symptome. Welche Diagnose kann am ehesten gestellt werden?

____

1.9 Ein 18-jähriger junger Mann freut sich beim Auszug aus dem Elternhaus einerseits auf Freiheit und Selbstversorgung, andererseits sehnt er sich weiter nach Unterstützung und Fürsorge. Welcher Konflikt auf der OPD-Achse-III beschreibt diesen Zustand am besten?

____

1.10 Ein potentieller Patient meldet sich in einer Praxis für Psychotherapie auf dem Anrufbeantworter. Er wird schnell zurückgerufen und erhält bald einen Termin zu einem ersten Gespräch. Die Praxis ist leicht erreichbar und die Räumlichkeiten sind ansprechend gestaltet. Die Behandlung wird von einem hoch qualifizierten Therapeuten durchgeführt, der regelmäßig an Teamsupervisionen und Fortbildungen teilnimmt. Über welche Qualitätsart geben solche Merkmale einer Behandlung am ehesten Auskunft?

____

Mehrfachauswahlaufgaben

1.11 Welche der aufgeführten Nebenwirkungen sind bei der Behandlung mit Benzodiazepinen am wahrscheinlichsten zu erwarten? Wählen Sie 2 Alternativen!

A Müdigkeit
B epileptischer Anfall
C Konzentrationsstörung
D Schilddrüsenveränderung
E Gewichtszunahme

1.12 Ein 48-jähriger Patient wurde in letzter Zeit schon mehrmals mit der Diagnose „schizophrener Schub" in eine psychiatrische Klinik aufgenommen. Sie sprechen mit ihm über eine Rezidivprophylaxe mit Neuroleptika, um die Rückfallgefahr zu senken. Welche Merkmale hat diese Behandlung in der Regel? Wählen Sie 3 Antworten!

A Bei der Ersterkrankung wird mindestens eine einjährige Rezidivprophylaxe empfohlen.
B Bei Rückfall innerhalb eines Jahres wird eine zwei- bis fünfjährige Rezidivprophylaxe empfohlen.
C Bei der Rezidivprophylaxe wird grundsätzlich ein anderes Medikament eingesetzt als in der Akutphase.
D Bei hoher Rezidivrate wird eine unbegrenzte Prophylaxe empfohlen.
E Zur Rezidivprophylaxe werden ausschließlich atypische Neuroleptika verwendet.

1.13 Welche der folgenden Schlafstörungen werden in der ICD-10 unter Parasomnien gefasst? Wählen Sie 3 Antworten!

A Dyssomnie
B Alpträume
C Somnambulismus
D Pavor nocturnus
E Schlaflosigkeit

1.14 Welche der genannten Methoden dient zur Feststellung der Wirksamkeit einer therapeutischen Intervention? Nennen Sie 2 Antworten!

A Prä-Post-Vergleich
B Situationsanalyse
C Vergleich mit einer Warte-Kontrollgruppe
D Qualitätssicherung
E Mikroprozessanalyse

1.15 Unter Umständen werden in der Verhaltenstherapie bestimmte erwünschte Reaktionen unregelmäßig verstärkt. Welche der folgenden Aussagen treffen auf diese Vorgehensweise am besten zu? Wählen Sie 3 Antworten!

A Das Vorgehen wird auch als intermittierende Verstärkung bezeichnet.
B Das Vorgehen erleichtert die Extinktion, so dass das Gelernte schneller vergessen wird als bei regelmäßiger Verstärkung.
C Das Vorgehen führt zu schnellerem Lernen als regelmäßige Verstärkung.
D Bei dem Vorgehen unterscheidet man Intervall- und Quotenverstärkung.
E Je unregelmäßiger die Verstärkung bei dem Vorgehen erfolgt, umso löschungsresistenter ist das Lernen.

1.16 Gemäß der Lerntheorie wird die Auftrittswahrscheinlichkeit eines Verhaltens durch seine Konsequenzen bestimmt. Welche operanten Verfahren sind zum Verhaltensabbau also zur Reduktion der Auftrittswahrscheinlichkeit geeignet? Wählen Sie 2 Antworten!

- A time out
- B shaping
- C response cost
- D fading out
- E chaining

1.17 Kanfer entwickelte ein 3-Phasen-Modell der Selbstregulation. Welche der folgenden Begriffe bezeichnen Komponenten dieses Modells. Wählen Sie 3 Antworten!

- A Selbstbeobachtung
- B Selbstverbalisation
- C Selbstbewertung
- D Selbstfürsorge
- E Selbstreaktion (Selbstverstärkung oder -bestrafung)

1.18 Die Schizophrenie ist durch charakteristische Veränderungen im Denken und in der Wahrnehmung sowie durch inadäquate Affektivität gekennzeichnet. Diese Abweichungen werden in positive und negative Symptome aufgeteilt. Welche Merkmale zählt man eher zu den Negativsymptomen der Schizophrenie? Wählen Sie 3 Antworten!

- A Wahn
- B bizarres Verhalten
- C Affektverflachung
- D Sprachverarmung
- E Antriebsmangel

1.19 Welche der folgenden Symptome werden von der Arbeitsgemeinschaft für Methodik und Dokumentation in der Psychiatrie (AMPD) als formale Denkstörungen definiert? Wählen Sie 3 Antworten!

- A Zwangsgedanken
- B Denkhemmung
- C umständliches Denken
- D Ideenflucht
- E Wahn

1.20 Bei den tief greifenden Entwicklungsstörungen unterscheidet man unter anderen in den frühkindlichen Autismus (Kanner-Syndrom) und in das Asperger-Syndrom. Wie unterscheiden sich diese beiden Störungen? Wählen Sie 3 Antworten!

- A Beim Asperger-Syndrom ist der IQ im Durchschnitt höher als beim Kanner-Syndrom.
- B Das Kanner-Syndrom ist seltener als das Asperger-Syndrom.
- C Beim Kanner-Syndrom scheinen die Mitmenschen wie nicht existent, beim Asperger-Syndrom erscheinen sie störend.
- D Beim Asperger-Syndrom sind die stereotypen Verhaltensweisen stärker ausgeprägt als beim Kanner-Syndrom.
- E Beim Asperger-Syndrom sind mehr Mädchen als Jungen, beim Kanner-Syndrom sind mehr Jungen als Mädchen betroffen.

Aufgabenfolgen

1.21 Aufgabenfolge „Patient mit Problemen am Arbeitsplatz" – Teil 1

Ein Patient schildert verschiedene Symptome wie Übelkeit, Diarrhö und starkes Schwitzen. Er hat schon mehrere Ärzte konsultiert, ohne dass eine körperliche Ursache seiner Beschwerden gefunden wurde. Der Patient fühlt sich erschöpft und antriebslos. Er schläft schlecht und hat nur noch wenig Appetit. Am Arbeitsplatz kann er sich in den wöchentlich stattfindenden Besprechungen kaum noch konzentrieren. Dabei ist es ihm passiert, dass er die Namen der Kollegen vergessen hat. Der Patient traut sich kaum noch etwas zu und fühlt sich zunehmend wertlos. Auf welche Diagnose weisen diese Beschwerden am ehesten hin? Wählen Sie 1 Antwort!

- A soziale Phobie
- B hypochondrische Störung
- C depressive Episode
- D akute Belastungsreaktion
- E generalisierte Angststörung (GAS)

1.22 Aufgabenfolge „Patient mit Problemen am Arbeitsplatz" – Teil 2

Im Verlauf der Therapie zeigt sich, dass sich der Patient extrem übertriebene Sorgen um seinen Arbeitsplatz macht. Er ist überzeugt davon, dass ihm bald gekündigt wird und dass er so für den finanziellen Ruin der Familie verantwortlich sein wird. Wie nennt man diesen Denkfehler in der kognitiven Verhaltenstherapie?

____

1.23 Aufgabenfolge „Patient mit Problemen am Arbeitsplatz" – Teil 3

Im Paargespräch beschreibt die Ehefrau des Patienten, dass er fast nur noch über seine berufliche Zukunft gegrübelt hätte. Er habe sich immer mehr zurückgezogen und auf Vorschläge etwas zu unternehmen, zunehmend gereizt reagiert. Dadurch sei es immer wieder zu Konflikten gekommen. Welche Behandlungsansätze können sich aus dieser Schilderung am ehesten ergeben? Wählen Sie 2 Antworten!

- A Bestrafung
- B Aktivitätsaufbau
- C Habituation
- D Biofeedback
- E euthyme Methoden

1.24 Aufgabenfolge „erlernte Hilflosigkeit" – Teil 1

Seligman entdeckte das Konzept der erlernten Hilflosigkeit 1967 in einem Experiment zur Angstkonditionierung. Durch welche der folgenden Aussagen wird das Phänomen am besten umschrieben? Wählen Sie 3 Antworten!

- A Erlernte Hilflosigkeit entsteht grundsätzlich nur dann, wenn man ständig von anderen brutal gequält wird.
- B Bei erlernter Hilflosigkeit entsteht das Konzept: „Egal was man tut, man kann nichts erreichen".
- C Durch erlernte Hilflosigkeit werden Situationen als unkontrollierbar erlebt.
- D Bei erlernter Hilflosigkeit hat man nie erfahren, dass die Bezugspersonen bei Problemen helfen.
- E Das Konzept wird in engem Bezug zur Entstehung von Depressionen gesehen.

1.25 Aufgabenfolge „erlernte Hilflosigkeit" – Teil 2

Wenn jemand die Approbationsprüfung für Psychologische Psychotherapeuten oder Kinder- und Jugendlichenpsychotherapeuten nicht besteht, spiegelt welche Attribution am wahrscheinlichsten einen Verarbeitungsstil aufgrund erlernter Hilflosigkeit wider? Wählen Sie 1 Antwort!

- A „Ich habe mich nicht genug angestrengt."
- B „Ich hatte Pech."
- C „Ich bin nicht intelligent genug."
- D „Der Prüfer konnte mich nicht leiden."
- E „Ich habe die besonders schwierigen Aufgaben erwischt."

1.26 Aufgabenfolge „Familientherapie" – Teil 1

Bei der Behandlung einer 14-jährigen anorektischen Patientin arbeitet die Therapeutin mit mehreren Familienmitgliedern. Welche der folgenden Aussagen treffen auf den familientherapeutischen Ansatz eher nicht zu? Wählen Sie 2 Antworten!

- A Familientherapie ist immer analytisch geprägt.
- B In der Familientherapie werden Veränderungen im System beachtet.
- C Familientherapie ist gleichbedeutend mit Psychoedukation.
- D In der Familientherapie können Loyalitätsprobleme aufgearbeitet werden.
- E Familientherapie kann zur Steigerung positiver Reziprozität führen.

1.27 Aufgabenfolge „Familientherapie" – Teil 2

Die Therapeutin setzt die Technik des zirkulären Fragens ein. Welche der folgenden Aussagen entspricht dieser Technik am ehesten? Wählen Sie 1 Antwort!

- A „Welche Beziehung hast Du zu Deinem Vater und Deiner Schwester?"
- B „Wie ging es Dir, als Du heute morgen in die Praxis kamst?"
- C „Was würde Dein Vater sagen, wie Deine Mutter über Deine Schwester denkt?"
- D „Von wem aus Deiner Familie willst Du wissen, wie er über Dich denkt?"
- E „Wie ging es Dir, als Dein Vater über Deine Mutter sprach?"

1.28 Aufgabenfolge „Blut- und Spritzenphobie" – Teil 1

Sie therapieren eine Patientin, die unter einer Blut- und Spritzenphobie leidet. Beim Anblick von Blut ist sie schon mehrmals in Ohnmacht gefallen. Welche physiologischen Abläufe liegen dem zugrunde? Wählen Sie 1 Antwort!

- A Herzfrequenzanstieg bei gleichzeitigem Blutdruckabfall
- B Blutdruckanstieg bei gleichzeitigem Herzfrequenzabfall
- C zuerst Blutdruck- und Herzfrequenzanstieg und dann Blutdruck- und Herzfrequenzabfall
- D zuerst Blutdruck- und Herzfrequenzabfall und dann Blutdruck- und Herzfrequenzanstieg
- E zuerst Herzfrequenzabfall und dann Blutdruckanstieg

1.29 Aufgabenfolge „Blut- und Spritzenphobie" – Teil 2

Zur Behandlung der Patientin wählen Sie die Applied-Tension-Methode. Was muss die Patientin dabei in einem ersten Schritt lernen? Wählen Sie 1 Antwort!

A Anspannung der gesamten Skelettmuskulatur in Armen und Beinen für 15 bis 20 Sekunden und Reduktion der Anspannung bis auf das Anfangsniveau
B Veränderung der Kognitionen, weil Blut oder Spritzen normalerweise ungefährlich sind
C bei Konfrontation mit Blut oder einer Spritze ruhig zu atmen
D Muskelentspannung nach Jacobson
E Übungen gemäß der Zen-Meditation

1.30 Aufgabenfolge „Blut- und Spritzenphobie" – Teil 3

Unter welche der nachfolgend genannten Störungen fasst man die Blut- und Spritzenphobie am ehesten? Wählen Sie 1 Antwort!

A Panikstörung
B spezifische Phobie
C generalisierte Angststörung
D soziale Phobie
E Akrophobie

Einfachauswahlaufgaben

1.31 Bei einer Längsschnittuntersuchung zur Erfassung der Häufigkeit von sexuellen Störungen wird eine auf 30 Jahre angelegte Kohortenstudie mit Personen eines bestimmten Jahrgangs durchgeführt. Welches epidemiologische Maß kann damit erhoben werden?

A Kompetenz
B Inzidenz
C Perioden-Persistenz
D Präsenz
E Kongruenz

1.32 Welche der nachfolgend genannten Störungen ist kein typischer Spätschaden beim Korsakow-Syndrom?

A Gedächtnisstörung
B Konfabulation
C räumlich-zeitliche Desorientierung
D Neurasthenie
E Störung der Urteilsfähigkeit

1.33 Epileptische Anfälle können verschiedene Ursachen haben. Welche der folgenden Alternativen zählt dazu?

A Diabetes
B Überanstrengung
C traumatische Erlebnisse in der Kindheit
D Gehirnhautentzündung
E Schlafmangel

1.34 Psychodiagnostik kann auf unterschiedlichen Ebenen erfolgen. Wie nennt man im Prozess der Diagnosestellung die Ebene zwischen der Symptomebene und der Diagnoseebene, auf der eine Kombination von Symptomen benannt wird, die überzufällig häufig zusammen auftreten?

A statistische Ebene
B schulmedizinische Diagnose
C Syndromalebene
D biografische Diagnose
E klinische Ebene

1.35 Welches der im Folgenden genannten Kennzeichen ist ein Merkmal der Ergebnisqualität?

A Qualität der Therapeut-Patient-Beziehung
B personelle Ausstattung der Einrichtung
C Qualifizierung der Mitarbeiter
D standardisierte Katamnesen
E Vielfalt des therapeutischen Angebots

1.36 Während des diagnostischen Prozesses kann es zu systematischen Fehlern auf Seiten des Patienten oder des Diagnostikers kommen. Wie nennt man die Tendenz eines Interviewers, generell zu günstige Urteile über die Patienten abzugeben?

A Aggravation
B Halo-Effekt
C error of central tendency
D Mildeeffekt
E Antwort im Sinne sozialer Erwünschtheit

1.37 Eine Patientin sagt zu Ihnen: „Den Lift zur Praxis habe ich nicht benutzt. Es wäre doch schlimm, wenn der stecken bleiben würde. Dann hätte ich Hilfe holen müssen und man hätte mich rausziehen müssen. Da verlasse ich mich doch lieber auf meine eigenen Kräfte!" Welcher OPD-Konflikt könnte einer solchen Aussage am ehesten zugrunde liegen?

A Abhängigkeit versus Autonomie
B Versorgung versus Autarkie
C Schuldkonflikt
D Unterwerfung versus Kontrolle
E ödipal-sexuelle Konflikt

1.38 Bei einem 60-jährigen Patienten wurde eine weit fortgeschrittene Krebserkrankung diagnostiziert. Der Arzt hat ihn über weitere notwendige Behandlungsschritte aufgeklärt. Der Patient berichtet darüber jedoch niemandem etwas. Er sagt seiner Familie, alles sei in Ordnung und schon nach wenigen Tagen geht der Patient wieder arbeiten und meldet sich nicht mehr bei seinem Arzt. Wie bezeichnet man den Abwehrmechanismus, der darin deutlich wird, am ehesten?

A Regression
B Rationalisierung
C Verleugnung
D Projektion
E Sublimierung

1.39 Eine Frau sieht die Schuld bei unangenehmen Ereignissen oft nur bei anderen. Sie macht ihnen häufig ungerechtfertigt Vorwürfe, weil sie eigene Anteile am Geschehen nicht wahrnimmt. Für welchen Abwehrmechanismus spricht dieses Verhalten am ehesten?

A Projektion
B Spaltung
C Ungeschehenmachen
D Sublimierung
E Isolierung

1.40 Manche Menschen verspüren sexuelle Erregung nur in Verbindung mit dem Gebrauch bestimmter gegenständlicher Objekte (z.B. Wäsche) oder bei der Entblößung des Genitals in der Öffentlichkeit. Unter welchem Oberbegriff werden diese (und einige andere) Störungen in der ICD-10 zusammengefasst?

A Voyeurismus
B sexuelle Beziehungsstörung
C Störungen der Sexualpräferenz
D fetischistischer Transvestitismus
E Störungen der Geschlechtsidentität

1.41 Wenn bei einer Patientin die intrapsychisch und interpersonell regulierenden Funktionen in verschiedenen Lebenssituationen prinzipiell verfügbar sind oder schnell wiedergewonnen werden können, spricht dies nach der OPD am ehesten für welches Niveau der Struktur?

A Desintegration
B aktiver Modus
C minimale Funktionseinschränkung auf Achse II
D gute Integration
E Autonomie

1.42 Zur Langzeitprophylaxe bei affektiven Störungen wird häufig die Einnahme von Lithium empfohlen. Aufgrund der geringen therapeutischen Breite des Medikamentes muss die Lithiumeinstellung regelmäßig kontrolliert werden. Wie erfolgt diese Kontrolle in der klinischen Praxis?

A Bestimmung des Serumspiegels im Blut
B Urinkontrolle
C Speichelprobe
D Leberpunktion
E anhand des Hämokrit-Wertes

1.43 Nach Piaget sind Kinder ab etwa dem zwölften Lebensjahr zu formalen Operationen fähig. Welcher der folgenden Begriffe verbindet sich in der Regel mit dieser Entwicklungsphase?

A Kreisreaktion
B Assimilation
C Verständnis von Reversibilität
D deduktives Schlussfolgern
E Objektpermanenz

1.44 In der Gesprächspsychotherapie gilt als notwendige Voraussetzung, dass sich der Therapeut gut in die Wahrnehmungswelt des Klienten hineinversetzen kann, ohne darin aufzugehen. Wie nennt man diese Fähigkeit des Therapeuten?

A Wärme
B Echtheit
C Empathie
D Sensibilität
E Hilfsbereitschaft

1.45 In den frühen psychoanalytischen Überlegungen zur Triebtheorie war welcher der folgenden Aspekte noch nicht berücksichtigt?

A physiologische Erregung
B Sexualtrieb
C Objektbeziehungen
D Libido
E Es als Ursprung der Triebenergie

1.46 Welches der folgenden Symptome kann einen Migräneanfall als so genanntes Auraphänomen ankündigen?

A Gesichtsfelddefekt
B einseitiger Kopfschmerz
C Erbrechen
D Gedächtnisstörung
E Absence

1.47 Welcher der nachfolgend genannten Botenstoffe gilt als der wichtigste hemmende Transmitter im zentralen Nervensystem?

A Azetylcholin
B Glyzin
C Dopamin
D Glutamat
E GABA

1.48 Welche der genannten Funktionen wird durch das limbische System reguliert?

A Homöostase der Körpertemperatur
B Motorik
C Affekt- und Triebverhalten
D Reflexe
E Sprachregulation

1.49 Bei Verletzungen im Stirnhirn kann es zum so genannten Frontalhirnsyndrom kommen. Welche der folgenden Störungen gilt als eine typische Folge dieser Hirnschädigung?

A Störung der Exekutivfunktion
B Aphasie
C Störung der zeitlichen Orientierung
D Probleme beim Kurzzeitgedächtnis
E Störungen der Sensorik (Parästhesien)

1.50 Welches Gesetzeswerk regelt in der Bundesrepublik Deutschland die Integration Behinderter?

A bürgerliches Gesetzbuch
B Sozialgesetzbuch
C allgemeines Gesetzbuch
D Strafgesetzbuch
E Grundgesetz

1.51 Welche der nachfolgenden Aussagen gilt nicht für das Strafrecht bei Jugendlichen?

A Das Jugendstrafrecht gilt für Jugendliche ab dem 10. Lebensjahr.
B Das Jugendstrafrecht ist vom Erziehungsgedanken geprägt.
C Wenn es die Einsichts- und Verantwortungsfähigkeit notwendig macht, fallen Heranwachsende bis zum 21. Lebensjahr unter das Jugendstrafrecht.
D Spätestens ab dem 21. Lebensjahr gilt nicht mehr das Jugendstrafrecht sondern das allgemeine Strafrecht.
E Das Jugendstrafrecht gilt, wenn ein Jugendlicher oder Heranwachsender eine Verfehlung begeht, die nach den allgemeinen Vorschriften mit Strafe bedroht ist.

1.52 Sie entscheiden sich dazu, den d2-Test einzusetzen. Welche der folgenden Aussagen trifft am ehesten für diesen Test zu?

A Der d2-Test misst die geteilte Aufmerksamkeit.
B Der d2-Test misst die selektive Aufmerksamkeit.
C Beim d2-Test löst der Patient über längere Zeit einfache Rechenaufgaben.
D Der d2-Test lässt sich nur als Gruppentest durchführen.
E Der d2-Test wird ausschließlich bei pädagogischen Fragestellungen eingesetzt.

1.53 Antonovsky beschrieb in seinem Modell der Salutogenese das so genannte Kohärenzgefühl. Welche der nachfolgenden Aussagen gilt nicht für dieses Konzept?

A Das Kohärenzgefühl ist die Zuversicht, dass die Situation vorhersehbar und handhabbar ist.
B Das Kohärenzgefühl wird von Verstehbarkeit, Bewältigbarkeit und Sinnhaftigkeit bestimmt.
C Bei hohem Kohärenzgefühl fühlt man sich von Stressoren wenig bedroht.
D Das Kohärenzgefühl entwickelt sich erst im höheren Erwachsenenalter.
E Nach Antonovsky ist das Kohärenzgefühl eine grundlegende Lebenseinstellung.

1.54 Wenn sich der Therapeut seiner Gegenübertragungen unzureichend bewusst ist, kann es zum Gegenübertragungsagieren kommen. Welche der folgenden Aussagen spricht am ehesten für unerkanntes Gegenübertragungsagieren?

A Der Therapeut weist den Patienten wütend zurück.
B Der Patient kommt häufig zu spät zur Therapie.
C Der Therapeut spricht nach reiflicher Überlegung darüber, wie der Patient auf ihn wirkt.
D Der Therapeut antwortet nicht auf Fragen des Patienten nach seinem Privatleben.
E Der Patient provoziert den Therapeuten.

1.55 Welche Störung im Kindesalter führt im Erwachsenenalter relativ oft zur dissozialen Persönlichkeitsstörung und Delinquenz?
- A kombinierte umschriebene Entwicklungsstörungen
- X B hyperkinetische Störung
- C Asperger-Syndrom
- D emotionale Störung mit Geschwisterrivalität
- E Bindungsstörung des Kindesalters mit Enthemmung

1.56 Was wird bei einer horizontalen Verhaltensanalyse erfasst?
- A Pläne des Patienten
- B Ursachen für Verhaltensstörungen
- C Häufigkeit einer Reaktion
- X D Auslöser, Reaktionen und Konsequenzen in einer bestimmten Situation
- E Einstellungen und Überzeugungen des Patienten

1.57 Welches der ethischen Prinzipien nach Beauchamps und Childress beschreibt am ehesten, wenn Sie gemeinsam mit dem Patienten Therapieziele besprechen, die letztlich der Patient festlegt?
- A Fürsorge
- X B Autonomie
- C Nichtschädigung
- D Gleichheit
- E Modelllernen

1.58 Welche der nachfolgenden Aussagen gilt am ehesten für den Therapeuten, der einen Liaisondienst anbietet?
- A Der Therapeut ist institutionell von der anfragenden Einrichtung unabhängig.
- X B Der Therapeut ist Teil des Teams und in die Stationsarbeit integriert.
- C Der Therapeut arbeitet mit dem sozialpsychiatrischen Dienst zusammen.
- D Zum Liaisondienst muss der Therapeut in einer fachpsychologischen Praxis angestellt sein.
- E Der Liaisondienst des Therapeuten wird nicht von den Krankenkassen finanziert.

1.59 Wie bezeichnet man in der Neurologie die Reaktivierung von geschädigtem Hirngewebe?
- A Modifikation
- B Kompensation
- X C Restitution
- D Depolarisation
- E Residuum

1.60 Eine Frau wurde während eines Urlaubs mit 25 Jahren das Opfer einer Geiselnahme und musste am letzten Tag die Erschießung ihres Freundes mit ansehen. Mit 38 Jahren beginnt sie bei Ihnen eine Psychotherapie wegen quälenden Schlafstörungen. Bei der Fremdanamnese geben die Angehörigen der Frau an, dass sie im Vergleich zu der Zeit vor der Geiselnahme sehr misstrauisch, zurückgezogen und nervös geworden ist. Sie beschreiben, dass die Patientin Probleme hat, Freundschaften aufrecht zu erhalten und im Beruf zu bestehen. Welche der folgenden Diagnosen ist am ehesten zutreffend?

- A andauernde Persönlichkeitsveränderung nach Extrembelastung
- B spezifische Persönlichkeitsstörung
- C Anpassungsstörung
- D posttraumatische Belastungsstörung
- E keine Diagnose möglich, da das Ereignis schon zu lange zurückliegt

1.61 In einem Experiment werden physiologische Veränderungen bei der Orientierungsreaktion gemessen. Welche der folgenden Veränderungen wäre nicht zu erwarten?

- A Erhöhung der Hautleitfähigkeit
- B Vasokonstriktion der peripheren Blutgefäße
- C Blockade der alpha-Wellen im EEG
- D Aufmerksamkeitszuwendung
- E Aktivierung des Parasympathikus

1.62 Einer Ihrer Patienten ruft Sie an und verabschiedet sich von Ihnen in suizidaler Absicht. Er spricht nur noch über seine subjektiv nicht überwindbare Hoffnungslosigkeit und seinen Lebensüberdruss. Sein Denken kreist ständig um das Thema Sterben. Der Todeswunsch erscheint dem Patienten übermächtig, und er berichtet Ihnen von konkreten Vorbereitungen zum Suizid. Eine stationäre Aufnahme lehnt der Patient vehement ab. Was müssen Sie als behandelnder Therapeut beachten?

- A Wegen der akuten Eigengefährdung des Patienten müssen Sie eine Zwangseinweisung in die Wege leiten.
- B Ab einem bestimmten Zeitpunkt muss das Recht des Patienten auf Freitod akzeptiert werden. Sie sind also nicht verpflichtet, den Suizid zu verhindern.
- C Sie telefonieren mit dem Hausarzt des Patienten und lassen sich von ihm sagen, was im Weiteren zu tun ist.
- D Sie müssen solange mit dem Patienten sprechen, bis sie ihm die Suizidalität ausgeredet haben.
- E Sie informieren die Ehefrau des Patienten über ihr Telefonat und sind damit die Verantwortung los.

1.63 Eine 30-jährige Frau leidet seit ihrer Kindheit an Asthma bronchiale. Welche der genannten Bedingungen muss gegeben sein, damit die Krankenkasse bei dieser Ausgangslage eine Psychotherapie genehmigt?

- A Die Patientin muss durch einen Asthmaanfall in Lebensgefahr gewesen sein.
- B Alle anderen Behandlungsmöglichkeiten müssen ausgeschöpft werden.
- C Die Psychotherapie muss vom behandelnden Arzt durchgeführt werden.
- D Die Erkrankung hat sich so verschlimmert, dass die Arbeitsfähigkeit der Patientin einschränkt ist.
- E Durch die Erkrankung ist es zu psychischen Störungen gekommen.

1.64 Einer Ihrer Patienten leidet seit etwa einem Jahr unter einer generalisierten Angststörung. Er beschreibt Zittern, Schwitzen und Schwindel bei verschiedenen Situationen, vor allem aber wenn seine Frau oder die Kinder ohne ihn unterwegs sind. Die Ehe des Patienten ist sehr belastet und die Ehefrau würde sich gern trennen. Sie bleibt jedoch aus Pflichtgefühl und Verantwortungsgefühl beim Patienten, solange es ihm schlecht geht. Wie nennt man den „Vorteil", den der Patient durch die Störung hat, weil ihn seine Ehefrau trotz großer Ehekonflikte doch nicht verlässt?

- [A] primärer Krankheitsgewinn
- [B] sekundärer Verstärker
- [C] sekundärer Krankheitsgewinn
- [D] Belohnung
- [E] Verstärkerentzug

1.65 Welcher der folgenden Mechanismen zählt man nicht zu den Coping-Strategien bei Patienten mit einer Krebserkrankung?

- [A] Verleugnung
- [B] Hospitalismus
- [C] Abkapselung von der Umwelt
- [D] Ablenkung
- [E] Suche nach dem „rettenden Strohhalm"

1.66 Welches der nachfolgenden Merkmale trifft zur Kennzeichnung der hysterischen Persönlichkeitsstruktur am wenigsten zu?

- [A] Tendenz zur Symbolisierung
- [B] intensive Phantasietätigkeit
- [C] bewusste Simulation
- [D] erhöhte Suggestibilität
- [E] Pseudohypersexualität

1.67 Welche der nachfolgenden Ängste werden nach der ICD-10 nicht unter die phobischen Störungen klassifiziert?

- [A] Angst vor dem Sprechen vor Gruppen
- [B] Angst bei Panikattacken
- [C] Ängste vor der Höhe, vor Hunden, vor Spinnen etc.
- [D] Angst, große Plätze zu überschreiten
- [E] Examensangst

1.68 Delegation ist ein Begriff aus der psychoanalytisch/tiefenpsychologischen Familientherapie. Welche der folgenden Aussagen ist für Delegationen am wenigsten zutreffend?

- [A] Bei der Delegation übergeben die Eltern Aufträge an folgende Generationen.
- [B] Die Delegation ist meist unbewusst.
- [C] Delegation ist für den „Empfänger" immer ich-synton.
- [D] Delegationen können unvereinbare Tendenzen erhalten.
- [E] Durch Delegation kann es zu Loyalitätskonflikten kommen.

1.69 Wie könnte eine psychogenetische Deutung in einer tiefenpsychologisch fundierten Therapie lauten?

- A „Ich meine, dass Sie Ihren Ärger gegen Ihren Chef auf Ihre Frau verschieben."
- B „Meine Äußerung von vorhin scheint Sie an Ihre Freundin zu erinnern."
- C „Wenn Sie wiederholt zu spät zu den Sitzungen kommen, wollen Sie mir damit zeigen, dass Sie zornig sind."
- D „Ihr Traum vom Tod des Vaters bedeutet..."
- E „Kann es sein, dass Ihre Aggression gegen Ihren Bruder dadurch bedingt ist, dass Sie ihn als Kind um sein gutes Verhältnis zur Mutter beneidet haben?"

1.70 Bei der Therapie von Adipositas legt der Therapeut einen Behandlungsfokus auf die Veränderung der Essgewohnheiten. Er erreicht, dass der Patient nicht mehr während des Fernsehens nascht, nur noch am Küchentisch isst und immer mit einer Einkaufsliste zum Einkaufen geht. Auf welchen lerntheoretischen Wirkmechanismus können diese Erfolge am ehesten zurückgeführt werden?

- A operantes Konditionieren
- B Stimuluskontrolle
- C coverant control
- D negative Verstärkung
- E Reaktionsverhinderung

1.71 Ein 12-jähriger Junge mit einer chronischen Ticstörung wiederholt die Worte der Gesprächspartner. Welcher der folgenden Begriffe umschreibt dieses Symptom am besten?

- A Stottern
- B Artikulationsstörung
- C Echolalie
- D Koprolalie
- E expressive Sprachstörung

1.72 Was versteht man unter einer so genannten Folie à deux?

- A eine Störung in der Paartherapie
- B eine induzierte wahnhafte Störung
- C eine Doppeldiagnose
- D ein Symptom in der Manie
- E eine atypische Depression

1.73 Wie nennt man bei Einzelfallstudien die Datenverläufe, die vor der Intervention erhoben werden?

- A Baseline
- B Epidemiologie
- C Prävalenz
- D relatives Risiko
- E Fallregister

1.74 Eine junge Frau hat bei einem Autounfall eine Gehirnerschütterung erlitten. Sie erinnert sich nicht mehr an die Ereignisse der Tage vor dem Unfall. Wie wird diese Störung bezeichnet?

A retrograde Amnesie
B dissoziative Amnesie
C remittierte Amnesie
D chronische Amnesie
E anterograde Amnesie

1.75 Eine 50-jährige Frau leidet sehr unter ihrem negativen Selbstbild. Im Zuge eines Arbeitsplatzwechsels erfährt sie viel Anerkennung von ihren neuen Kollegen und Vorgesetzten. Sie kann das Lob aber nicht annehmen/integrieren. Wie nennt man diesen Zustand laut des Ansatzes der klientenzentrierten Gesprächspsychotherapie?

A Aktualisierung
B Inkongruenz
C Problem mit der Echtheit
D Inkontinenz
E Nichtdirektivität

1.76 Eine 42-jährige Frau hat sich vor einigen Monaten nach 15-jähriger Ehe von ihrem Mann getrennt. Nun leidet sie unter sozialer Isolation, weil sie immer nur mit ihrem Ehemann ausgegangen ist und jetzt keinen Spaß daran findet, etwas allein zu unternehmen. Was ist nach der Verhaltenstherapie ein Auslöser für diese Symptomatik?

A Kindheitstrauma
B Verlust des zentralen Verstärkers
C abhängige Persönlichkeitsstruktur
D Autonomie-Abhängigkeits-Konflikt
E typische weibliche Sozialisation in der westlichen Gesellschaft

1.77 Wenn sich ein Patient dazu entscheidet, ein bestimmtes Verhalten zu ändern (z.B. nicht mehr zu rauchen) und erste Schritte dazu unternimmt, wie nennt man dieses Stadium nach Prochaska?

A Absichtslosigkeit (precontemplation)
B Absichtsbildung (contemplation)
C Vorbereitung (preparation)
D Handlung (action)
E Beibehaltung (maintenance)

1.78 Welche der nachfolgenden Aussagen trifft am ehesten auf das psychoanalytische Konzept der gleichschwebenden Aufmerksamkeit zu?

A Der Therapeut soll sich möglichst unparteiisch geben und keine persönlichen Meinungen äußern.
B Der Patient soll alles äußern, was ihm in den Sinn kommt.
C Der Therapeut soll alle Äußerungen des Patienten selektionsfrei wahrnehmen und möglichst keine Vorerwartungen haben.
D Die therapeutische Situation soll nur minimal strukturiert werden.
E Der Therapeut darf außerhalb der therapeutischen Beziehung keinen Kontakt zum Patienten haben.

1.79 Welche der nachstehenden Aussagen ist bei Zwangsstörungen am wenigsten passend?

A Die Störung wird meist vor dem 20. Lebensjahr diagnostiziert.
B Eine häufige Form ist der Kontrollzwang.
C Frauen sind so oft betroffen wie Männer.
D Die Zwangsimpulse werden als sinnvoll erlebt.
E Das Nichtausleben des Zwangsimpulses führt zu Angst.

1.80 Eine 45-jährige Frau scheint alles zu dramatisieren und theatralisch darzustellen. Sie zeigt nur oberflächliche, schwankende Affekte und wirkt leicht beeinflussbar. Bemerkenswert ist ihr starkes Bedürfnis nach Anerkennung. Im Verhalten zum Therapeuten gibt sie sich unangemessen verführerisch. Diese Auffälligkeiten bestehen schon seit ihrer Jugend. Welche Persönlichkeitsstörung kann am ehesten diagnostiziert werden?

A histrionische Persönlichkeitsstörung
B asthenische Persönlichkeitsstörung
C emotional instabile Persönlichkeitsstörung
D dissoziale Persönlichkeitsstörung
E passiv-aggressive Persönlichkeitsstörung

Übungsprüfung II

Kurzantwortaufgaben

2.1 Bei einem 11-jährigen Jungen wurde eine motorische Ticstörung diagnostiziert. Wie lang müssen die Symptome nach der ICD-10 mindestens andauern, wenn es sich um eine chronische Ticstörung handelt?

2.2 In einer psychotherapeutischen Praxis werden jedes Jahr die Daten zum Alter und Geschlecht der Patienten, zur Art und Anzahl der vergebenen Diagnosen, zur durchschnittlichen Sitzungszahl pro Therapie und zu den Ergebnissen der Katamnese zusammengestellt. Mit welchem Begriff bezeichnet man diese Art der grundlegenden Therapiedokumentation u.a. für statistische Auswertungen?

2.3 Angenommen aus einer Gruppe von 1000 Männern mit einem bestimmten Risikoverhalten werden innerhalb von 10 Jahren 50 Männer HIV-positiv. Wie hoch ist dann die jährliche Inzidenzrate?

2.4 Ein Patient in einer psychiatrischen Klinik hat vor seiner stationären Aufnahme über mehrere Wochen fast Tag und Nacht gearbeitet. Er brauchte kaum noch Schlaf und fühlte sich ungemein leistungsfähig. Am Arbeitsplatz fiel er durch seinen großen Rededrang auf. Im Umgang mit anderen wurde er schnell aggressiv. Nach eigenen Angaben genügte ihm die Beziehung zu seiner Frau nicht mehr. Er begann sexuelle Verhältnisse mit zwei anderen Frauen und prahlte darüber bei Bekannten und Fremden. An welche Diagnose nach der ICD-10 kann am ehesten gedacht werden?

2.5 Nach Hirnschädigungen (z.B. in der Folge von Schlaganfällen) kann unter Umständen die Funktion des zerstörten Hirnareals von anderen Hirnbereichen übernommen werden. Wie bezeichnet man diesen Vorgang?

2.6 Eine 15-jährige Patientin mit Anorexia nervosa beklagt sich in der Therapie darüber, dass ihre Mutter ständig ihr Essverhalten kontrollieren würde. Die Therapeutin setzt die Äußerungen der Mutter in einen anderen Bezugsrahmen, indem sie das Verhalten der Mutter als Ausdruck der Sorge um die Tochter beschreibt. Wie heißt diese Interventionstechnik aus der systemischen Familientherapie?

2.7 Ein zweijähriges Mädchen wird wegen einer Blinddarmentzündung in ein Krankenhaus eingeliefert. Zum Einschlafen nimmt sie den mitgebrachten Teddybären in den Arm. Wie nennt Winnicott solche „Stellvertreter" für die abwesende Bezugsperson?

____

2.8 Ein siebenjähriger Junge spricht sehr schnell, ohne dass es zu Wiederholungen oder Zögern beim Sprechen kommt. Er macht vielmehr unrhythmische Pausen und verhaspelt sich oft bei einzelnen Silben. Das Sprechen wird dadurch ruckartig und unregelmäßig. Es entstehen Wortgruppen, die zu fehlerhaften Satzmustern führen. Der Junge wird dadurch schwer verständlich. Auf welche Diagnose weisen diese Symptome am ehesten hin?

____

2.9 Wofür steht das „O" im SORKC-Schema nach Kanfer?

____

2.10 Eine 35-jährige Frau nimmt an einer Verhaltenstherapie gegen ihre generalisierten Ängste teil. Der Therapeut legt mit ihr nach ihrer Relevanz gewichtete Ziele fest wie z.B. wieder angstfrei einkaufen gehen oder verreisen zu können. Die Patientin gibt eine Verhaltenserwartung für die einzelnen Ziele ab. Nach dem Expositionstraining schätzt sie jeweils ihren Ist-Zustand in Bezug auf die Ausgangssituation ein. Wie wird diese Methode zur Überprüfung des Therapieerfolges bezeichnet?

____

Mehrfachauswahlaufgaben

2.11 Genussmittel können Einfluss auf die Wirkung von Medikamenten nehmen. Welche Folgen haben Alkohol und Nikotin bei zeitgleicher Einnahme von Neuroleptika? Wählen Sie 2 Antworten!

- A Nikotin erhöht die Wirkung von Neuroleptika.
- B Nikotin senkt die Wirkung von Neuroleptika.
- C Alkohol verstärkt die Wirkung von Neuroleptika.
- D Alkohol senkt die Wirkung von Neuroleptika.
- E Alkohol und Nikotin haben keinen Einfluss auf die Wirkung von Neuroleptika.

2.12 Bei hyperaktiven Kindern wird gegebenenfalls das Medikament Ritalin® verordnet, dessen Wirkstoff Methylphenidat zu den Psychostimulanzien zählt. Welche Wirkungen beobachtet am ehesten bei den betroffenen Kindern? Wählen Sie 3 Antworten!

A Der Appetit nimmt zu.
B Die Kinder werden ruhiger und aufmerksamer.
C Die Impulsivität normalisiert sich.
D Die Kinder werden stimuliert.
E Die Hyperaktivität nimmt ab.

2.13 Welche der nachfolgend genannten Symptome sind typische Merkmale bei der Hyperthyreose? Wählen Sie 2 Antworten!

A Müdigkeit
B Gewichtszunahme
C Obstipation
D Tachykardie
E warme und feuchte Haut

2.14 Für die Bestellung eines Betreuers nach § 1896 BGB durch das Vormundschaftsgericht müssen folgende Bedingungen erfüllt sein: Wählen Sie 3 Antworten!

A Der Betroffene hat seine allgemeine Geschäftsfähigkeit verloren.
B Der Betroffene muss volljährig sein.
C Der Betroffene muss zur Besorgung eigener Angelegenheiten in mindestens einem Bereich unfähig sein.
D Der Betroffene muss geistig, seelisch oder körperlich behindert sein.
E Es muss eine Betreuungsvollmacht vorliegen.

2.15 Welche der folgenden Aussagen kennzeichnen die psychoanalytisch-interaktionelle Behandlung nach Heigl-Evers und Heigl am ehesten? Wählen Sie 3 Antworten!

A abstinente Haltung des Therapeuten
B klare Strukturierung des Settings
C Arbeit im Hier und Jetzt
D „Prinzip Antwort“
E Therapie im Liegen

2.16 Warum werden Patienten mit einer emotional instabilen Persönlichkeitsstörung nach dem Borderline-Typus meist im Sitzen behandelt? Wählen Sie 2 Antworten!

A Borderline-Patienten neigen zur Selbstverletzung und müssen ständig beobachtet werden.
B Durch das Gegenübersitzen soll die Regression begrenzt werden.
C Borderline-Patienten müssen lernen, Blickkontakt auszuhalten.
D Das Gegenübersitzen soll den Realitätsbezug fördern.
E Es soll verhindert werden, dass die Patienten einschlafen.

2.17 Wie lauten diagnostische Leitlinien für die Diagnosestellung bei einer Anorexia nervosa nach der ICD-10? Wählen Sie 2 Antworten!

- A Das Körpergewicht liegt mindestens 25 % unter dem Normalgewicht.
- B Der Gewichtsverlust ist selbst herbeigeführt.
- C Es liegt eine Körperschema-Störung vor.
- D Es kommt in jedem Fall zu Essattacken mit anschließendem Erbrechen.
- E Bei Beginn der Störung vor der Pubertät wird die körperliche Entwicklung nicht verzögert.

2.18 Welche der folgenden Symptome sind typisch für eine reaktive Bindungsstörung des Kindesalters nach der ICD-10? Wählen Sie 2 Antworten!

- A Das Kind wirkt furchtsam und apathisch.
- B Das Kind reagiert auf freundliche Annäherung und Zuspruch mit abgewandtem Gesicht und Rückzug.
- C Das Kind zeigt oppositionelles, aufsässiges Verhalten.
- D Das Kind verzehrt nicht essbare Substanzen.
- E Das Kind leidet unter ausgeprägten motorischen Defiziten.

2.19 Welche der nachfolgenden Behandlungsziele gelten bei der Psychotherapie von schizophrenen Patienten am ehesten als sinnvoll? Wählen Sie 2 Antworten!

- A Aufarbeitung innerer Konflikte
- B Förderung des Krankheitsverständnisses durch Psychoedukation
- C Verbesserung des Selbstwertgefühls durch stützende Interventionen
- D Besserung der Symptome durch Konfrontationstraining
- E Deutung des Widerstandes

2.20 Welche der folgenden Aussagen zur depressiven Episode treffen nicht zu? Wählen Sie 2 Antworten!

- A Die Häufigkeit der Störung ist bei Frauen und Männer gleich.
- B Es kommt oft zu frühmorgendlichem Erwachen.
- C Häufig ist die Libido reduziert.
- D Depressive leiden oft unter einer Störung der expressed emotions.
- E Depressive Episoden können mit einem somatischen Syndrom einhergehen.

2.21 Was gilt für die umschriebene Entwicklungsstörung der motorischen Funktionen nach der ICD-10? Wählen Sie 3 Antworten!

- A Die Störung betrifft immer nur die feinmotorische Koordination.
- B Die Beeinträchtigung ist nicht durch eine Intelligenzminderung oder neurologische Störung bedingt.
- C Die motorische Beeinträchtigung geht oft mit Problemen bei visuell-räumlichen Aufgaben einher.
- D Im Zusammenhang mit den Symptomen sprach man früher auch von „minimaler zerebraler Dysfunktion“ oder vom „Syndrom des ungeschickten Kindes“.
- E Die Störung geht grundsätzlich mit schwer wiegenden Schulschwierigkeiten einher.

Aufgabenfolgen

2.22 Aufgabenfolge „Zwangsstörung" – Teil 1

Eine junge Frau beschreibt den immer wiederkehrenden Impuls, sich die Hände waschen zu müssen. Obwohl sie ständig versucht, gegen diesen Impuls anzugehen, führt sie täglich stundenlang Waschrituale durch, bis sich offene Wunden an den Händen bilden. Mit welchen der folgenden Abwehrmechanismen werden solche Zwangshandlungen am ehesten in Verbindung gebracht? Wählen Sie 2 Antworten!

A Projektion
B Sublimierung
C Ungeschehen machen
D Isolierung
E Reaktionsbildung

2.23 Aufgabenfolge „Zwangsstörung" – Teil 2

Welches der nachfolgend genannten Medikamente wird bei Zwangsstörungen bevorzugt eingesetzt? Wählen Sie 1 Antwort!

A selektive Serotonin-Wiederaufnahmehemmer
B MAO-Hemmer
C Lithium
D Barbiturate
E selektive Noradrenalin-Wiederaufnahmehemmer

2.24 Aufgabenfolge „Zwangsstörung" – Teil 3

Eine Übung in der Therapie besteht darin, dass die Patientin ihre Hände beschmutzt und sie erst waschen darf, wenn sie sich wieder beruhigt hat. Wie nennt man diesen Therapieansatz?

____

2.25 Aufgabenfolge „Fremde-Situations-Test" – Teil 1

Wer hat den Fremde-Situations-Test entwickelt? Wählen Sie 1 Antwort!

A Bowlby
B Ainsworth
C Rutter
D Spitz
E Harlow

2.26 Aufgabenfolge „Fremde-Situations-Test" – Teil 2

Wie verhält sich ein sicher gebundenes Kind im Fremde-Situations-Test? Wählen Sie 2 Antworten!

A Das Kind zeigt keinerlei Explorationsneigung.
B Das Kind bevorzugt die Mutter gegenüber der fremden Person.
C Das Kind zeigt ärgerliches Kontaktvermeiden.
D Das Kind zeigt Erleichterung bei der Vereinigung mit der Mutter.
E Das Kind beruhigt sich kaum bei Abwesenheit der Mutter.

2.27 Aufgabenfolge „Fremde-Situations-Test" – Teil 3

Wie bezeichnet man das Bindungsmuster, bei dem die Kinder bizarre Verhaltensweisen, z.B. Stereotypien, erstarrte Bewegungen oder tranceähnliches Verhalten, zeigen?

____

2.28 Aufgabenfolge „Alkohol" – Teil 1

Weil dem Vorgesetzten aufgefallen ist, dass er am Arbeitsplatz trinkt, kommt ein 48-jähriger Mann in die Suchtmittelberatungsstelle. Welches der folgenden Merkmale weist am deutlichsten darauf hin, dass bei dem Mann eine Alkoholabhängigkeit und nicht nur schädlicher Missbrauch von Alkohol vorliegt? Wählen Sie 1 Antwort!

A Der Mann wird unter Alkohol gegenüber seiner Ehefrau aggressiv.
B Der Mann hat wegen Alkoholkonsum seinen Führerschein verloren.
C Der Mann kann seinen Alkoholkonsum nicht kontrollieren.
D Der Mann hat wegen dem Alkohol schon eine Abmahnung vom Arbeitgeber bekommen.
E Der Mann hat erste körperliche Schädigungen durch den Alkohol.

2.29 Aufgabenfolge „Alkohol" – Teil 2

Wenn sich der Patient zum Entzug entschließt und es dabei zu einem Rückfall kommt, ist welches Verhalten des Therapeuten am angemessensten? Wählen Sie 1 Antwort!

A sofortige Weitervermittlung des Patienten an einen erfahreneren Kollegen
B Verschärfung der token economy
C Thematisieren des Vorfalls
D Bestrafung
E Ignorieren des Geschehens

2.30 Aufgabenfolge „Alkohol" – Teil 3

Während der stationären Therapie werden bei dem Mann Blutuntersuchungen durchgeführt, um die körperlichen Folgen des Alkoholkonsums festzustellen. Welcher der folgenden Laborparameter wird dabei am wahrscheinlichsten herangezogen? Wählen Sie 1 Antwort!

A CRP
B PSA
C BSG
D Gamma-GT
E HbA1

Einfachauswahlaufgaben

2.31 Mit welchem der im Folgenden genannten Therapieelemente kann am ehesten die Indikation für eine Psychotherapie erfasst, die Wahl einer spezifischen Behandlungsmethode getroffen und die Prognose abgeschätzt werden?

- A Erstinterview
- B Rohrschach-Test
- C epidemiologische Untersuchung
- D Freiburger-Persönlichkeits-Inventar
- E soziale Anamnese

2.32 Welche der folgenden Aussagen beschreibt die Bipolar-I-Störung am zutreffendsten?

- A Es handelt sich um die erste bipolare Störung im Leben.
- B Es treten manische und depressive Episoden auf.
- C Es treten hypomanische und depressive Phasen auf.
- D Gemeint ist die Episode, die im gesamten Verlauf am schwächsten ausgeprägt war.
- E Der Begriff beschreibt ein Vorläuferstadium (Prodromalphase) der bipolaren Störung.

2.33 Welchen Handelsnamen trägt ein oft verwendetes atypisches Neuroleptikum?

- A Haldol®
- B Tegretal®
- C Risperdal®
- D Fluctin®
- E Aurorix®

2.34 Der Behandlungsvertrag zwischen Patient und Therapeut verpflichtet nicht zu welchem der folgenden Therapiemerkmale?

- A Therapie nach dem neuesten wissenschaftlichen Standard
- B Gewährung des Rechts zur Einsichtnahme in die Akten
- C Schweigepflicht gegenüber Dritten
- D Dokumentation des Behandlungsverlaufs
- E Erfolg der Behandlung

2.35 Eine junge Frau ist davon überzeugt, dass ihre Augen ungleich geformt seien und dass dies abstoßend aussehen würde. Sie leidet sehr darunter und will sich dringend operieren lassen, ohne dass dafür eine medizinische Indikation gegeben ist. Auf welche Diagnose weisen diese Symptome am ehesten?

- A Dysmorphophobie
- B Hypochondrie
- C Somatisierungsstörung
- D Ganser-Syndrom
- E Konversionsstörung

2.36 Bei einer Fragebogenaktion zum langfristigen Erfolg einer stationären Rehabilitation bei Alkoholabhängigkeit kommen nur 25 % der an die Patienten verschickten Fragebögen ausgefüllt zurück. Was wird durch eine so geringe Rücklaufquote am ehesten beeinträchtigt?

- A formative Evaluation
- B Prozessqualität
- C Güte der Verlaufsdokumentation
- D Effektivität
- E Repräsentativität

2.37 Selbsthilfegruppen spielen im Bereich der psychosozialen Versorgung eine große Rolle. Welche der folgenden Aussagen trifft für Selbsthilfegruppen in der Regel zu?

- A Selbsthilfegruppen werden meistens von professionellen Helfern geleitet.
- B Selbsthilfegruppen treffen sich gewöhnlich in regelmäßige Abständen und nicht nur bei Bedarf.
- C Ein wesentliches Grundprinzip beim Aufbau von Selbsthilfegruppen ist die so genannte minimale Strukturierung.
- D In Selbsthilfegruppen wird interaktionelle Gruppentherapie durchgeführt.
- E Ein anderer Name für Selbsthilfegruppe ist psychoedukative Gruppe.

2.38 Welche der folgenden Aufgaben wird dem Hypothalamus zugeordnet?

- A Koordination der Motorik
- B Aufrechterhaltung des Gleichgewichts
- C Regulation von Appetit und Sättigung
- D Überwachung der Affekte
- E Steuerung der allgemeinen Aktivierung

2.39 Sie behandeln einen adipösen Mann im Alter von 56 Jahren. Er leidet unter anderem unter starker Müdigkeit, Kopfschmerzen und Konzentrationsdefiziten. Bei der Fremdanamnese berichtet Ihnen seine Ehefrau, dass der Patient heftig schnarcht und im Schlaf öfters zu atmen aufhört. Nach kurzen Pausen setzt der Atem dann wieder ein. An welche der folgenden Diagnosen denken Sie am ehesten?

- A Insomnie
- B Narkolepsie
- C psychogene Anfälle
- D depressive Episode
- E Schlafapnoe

2.40 Das Münchhausen-Syndrom wird nach der ICD-10 in Zusammenhang mit artifiziellen Störungen gesehen. Was versteht man darunter am ehesten?

- A das Erzeugen oder Vortäuschen von Symptomen
- B chronisches Lügen
- C Haareausreißen
- D den Einsatz von Märchen in der Therapie
- E der Patient glaubt, er könne auf Kanonenkugeln fliegen

2.41 Wie lautet nach der ICD-10 das Verlaufskriterium bei der Dysthymia?
- [A] Die Störung dauert weniger als 6 Monate.
- [B] Die Störung dauert ca. 2 Wochen.
- [C] Die Störung dauert weniger als 1 Jahr.
- [D] Die Störung dauert manchmal lebenslang.
- [E] Die Störung dauert weniger als 2 Jahre.

2.42 Eine Patientin meldet sich auf Anraten ihres Hausarztes bei Ihnen in der Praxis. Sie geben ihr einen Termin für die erste der probatorischen Sitzungen. Welche der folgenden Informationen erhalten Sie wahrscheinlich erst im weiteren Verlauf der Therapie und nicht schon durch den Erstkontakt?
- [A] Hinweise auf die Prognose
- [B] Hinweise auf den inneren Konflikt
- [C] Hinweise auf das allgemeine Beziehungsmuster
- [D] Hinweise auf die Diagnose
- [E] Hinweise auf alle therapeutischen Interventionen, die in der Behandlung eingesetzt werden

2.43 Was wird von der World Health Organization (WHO) unter Impairment verstanden?
- [A] Primärschädigung
- [B] Behinderung
- [C] Funktionsbeeinträchtigung
- [D] Krankheit
- [E] Unfähigkeit

2.44 Ein 16-jähriger Jugendlicher kommt wegen einer ausgeprägten generalisierten Angststörung zu Ihnen in Behandlung. Bei der Anamnese stellt sich heraus, dass er regelmäßig Cannabis konsumiert. Er gebraucht das Rauschmittel nur zum Eigenkonsum in geringen Mengen. Der Drogenkonsum stellt für den Patienten kein Problem dar und er sieht keinen Zusammenhang zwischen seiner Angststörung und dem Drogenkonsum. Wie sollten Sie als Therapeut am ehesten reagieren?
- [A] Ignorieren des Drogenkonsums
- [B] sofortige Benachrichtigung der Erziehungsberechtigten
- [C] Thematisieren des Drogenkonsums in der Therapie
- [D] Ersatz der illegalen Droge durch ein vom Arzt verschriebenes Beruhigungsmittel
- [E] Anzeige des Drogenkonsums bei der Staatsanwaltschaft

2.45 Welches der genannten Merkmale gehört nicht zu den so genannten Big-five-Persönlichkeitsfaktoren?
- [A] Extraversion
- [B] Gewissenhaftigkeit
- [C] Neurotizismus
- [D] Verträglichkeit
- [E] Aggression

2.46 Mit welchem psychoanalytischen Begriff bezeichnet man die Umwandlung von seelischer Energie in somatische Beschwerden?

A Objektbeziehung
B Alexythymie
C Dissoziation
D Krankheitsgewinn
E Konversion

2.47 Ein achtjähriger Junge kommt mit seinen Eltern zu Ihnen, weil er fast jede Nacht einnässt, ohne dass eine körperliche Ursache gefunden wurde. Welche der folgenden Aussagen zur Diagnosestellung trifft am wenigsten zu?

A Wenn der Junge tagsüber trocken ist, spricht man von einer Enuresis nocturna.
B Wenn der Junge bereits auch nachts über längere Zeit trocken war, spricht man von sekundärer Enuresis.
C Enuresis ist eine Miktionsstörung.
D Die Diagnose einer Enuresis kann ab dem dritten Lebensjahr gestellt werden.
E Die Enuresis kann von emotionalen oder Verhaltensstörungen begleitet sein.

2.48 Wesentlicher Bestandteil der Ausbildung zum Psychologischen Psychotherapeuten oder zum Kinder- und Jugendlichenpsychotherapeuten ist die Selbsterfahrung. Welche der nachfolgenden Aussagen beschreibt am wenigsten den Sinn und Zweck dieses Ausbildungsteils?
Selbsterfahrung dient

A der Erweiterung therapeutischer, persönlicher und interaktioneller Kompetenzen.
B dem Erleben der gewählten Therapiemethode an der eigenen Person.
C der Erfüllung einer ethischen Voraussetzung in der Ausbildung.
D dem Erfahren von Möglichkeiten und Grenzen der gewählten Methode.
E der Weiterführung einer historischen Tradition, wie sie von Freud gefordert wurde.

2.49 Sie führen bei einem Patienten mit Höhenangst eine Verhaltens- bzw. Problemanalyse nach der Verhaltensgleichung S-O-R-K-C durch. Als Reaktionsvariablen (R) beschreiben Sie affektive (z.B. Angst), motorische (z.B. Ringen der Hände) und vegetative (z.B. Übelkeit) Reaktionen. Welche der folgenden Begriffe zählt man außerdem noch unter die Reaktionsvariablen?

A Kognitionen
B Kontingenzen
C Konfrontationen
D Kompetenzen
E Konditionierungen

Fragen

2.50 Was drückt das ethische Prinzip des informed consent am ehesten aus?
- [A] Der Patient ist bei der Einnahme von Medikamenten zum Lesen des Beipackzettels verpflichtet.
- [B] Der Patient hat Einsichtsrecht in seine Krankenakte.
- [C] Die Einwilligung des Patienten zur Therapie nach Aufklärung durch den Behandler wird dokumentiert.
- [D] Bei minderjährigen Patienten geben die Eltern ihre Einwilligung zur Behandlung.
- [E] Der Patient verzichtet auf Aufklärung über die Behandlung.

2.51 Welchen der folgenden Zustände kann man mit dem Elektroenzephalogramm nicht diagnostizieren?
- [A] Absencen
- [B] rapid eye movements (REM-Phasen) im Schlaf
- [C] Gedächtnisstörung
- [D] Grand-mal-Anfälle
- [E] Entspannungszustand

2.52 Als Therapeut sind Sie in Ihrer telefonischen Sprechstunde einmal am Tag für fünfzehn Minuten persönlich erreichbar. Einer Ihrer Patienten kritisiert Sie mit der Begründung, dass dies nicht ausreichend wäre. Sie gehen darauf ein und erhöhen Ihre telefonische Erreichbarkeit auf zweimal am Tag für fünfzehn Minuten. Welche Ebene der Qualitätssicherung wird damit angesprochen?
- [A] Beziehungsqualität
- [B] Ergebnisqualität
- [C] Prozessqualität
- [D] Strukturqualität
- [E] technische Qualität

2.53 Eine Patientin ist schon länger in Behandlung bei einem Therapeuten. Sie bekennt ihm eines Tages, dass sie sich heftig in ihn verliebt hat und eine Liebesbeziehung mit ihm wünscht. Der Therapeut fühlt sich von der Patientin ebenfalls sehr angezogen. Es bahnt sich eine sexuelle Beziehung an. Welche der folgenden Aussagen trifft unter berufsethischen Gesichtspunkten am ehesten zu?
- [A] Die sexuelle Beziehung ist unproblematisch, wenn die Patientin ihr Einverständnis gegeben hat.
- [B] Am Ende einer Therapie stellt die sexuelle Beziehung kein Problem dar.
- [C] Die sexuelle Beziehung ist unter keinen Umständen zulässig.
- [D] Die sexuelle Beziehung ist unproblematisch, wenn die Patientin volljährig ist.
- [E] Die sexuelle Beziehung ist nur bei sexuell traumatisierten Patientinnen problematisch.

2.54 Eine 14-jährige Patientin berichtet in der Therapie vom fortgesetzten sexuellen Missbrauch durch den Vater. Sie gibt an, bisher mit niemandem darüber gesprochen zu haben. Welche der nachfolgenden Aussagen trifft für Sie als behandelnder Therapeut am ehesten zu?

- A Der Therapeut muss zunächst mit der Patientin aufarbeiten, was sie zu solchen Beschuldigungen motiviert.
- B Wegen seiner Schweigepflicht darf der Therapeut unter keinen Umständen etwas gegen den Missbrauch unternehmen.
- C Der Therapeut macht sich strafbar, wenn er eine mögliche und zumutbare Hilfe unterlässt, damit der Missbrauch beendet wird.
- D Der Therapeut hat nur die Möglichkeit, so auf die Patientin einzuwirken, dass sie den Vater möglichst bald selbst bei der Polizei anzeigt.
- E Der Therapeut muss sich Rechtsbeistand bei der Psychotherapeutenkammer holen, bevor er handelt.

2.55 Eine drogenabhängige Patientin im Alter von 16 Jahren hat eine Apotheke überfallen und wurde kurz danach von der Polizei festgenommen. Einige Zeit später erzählt sie Ihrem Therapeuten von den näheren Umständen der Tat. Bald danach kommt es zur Gerichtsverhandlung. Was gilt für das Zeugnisverweigerungsrecht des behandelnden Therapeuten?

- A Der Therapeut hat grundsätzlich kein Zeugnisverweigerungsrecht.
- B Das Zeugnisverweigerungsrecht des Therapeuten kann auf Antrag der Staatsanwaltschaft aufgehoben werden.
- C Das Zeugnisverweigerungsrecht soll den Therapeuten schützen.
- D Der Therapeut hat Zeugnisverweigerungsrecht für alles, was ihm in dieser Eigenschaft anvertraut oder bekannt geworden ist.
- E Das Zeugnisverweigerungsrecht für Therapeuten geht viel weiter als das der Ärzte.

2.56 Was versteht man in der Lerntheorie unter dem Begriff der Habituation?

- A Erhöhung der Reaktionsbereitschaft des Organismus
- B Gewöhnung des Organismus an bekannte Reize
- C rasche Toleranzentwicklung des Organismus bei wiederholter Applikation von Pharmaka
- D Defensivreaktion des Organismus
- E Problemlöseverhalten des Organismus

2.57 Welche der folgenden Aussagen gilt nicht für das aufsteigende retikuläre Aktivierungssystem (ARAS)?

- A Das ARAS ist eine Struktur zur Regulation des Aktivitätszustandes eines Organismus.
- B Das ARAS wird bei Demenz abgebaut.
- C Das ARAS ist eine neurophysiologische Struktur im Hirnstamm.
- D Die Formatio reticularis ist Teil des ARAS.
- E Das ARAS steuert die Vigilanz.

2.58 Wenn Drogensüchtige nach Ende der Therapie zur Evaluation wieder zum Gespräch eingeladen werden, betrifft dies am ehesten welche Qualitätsebene?

A Strukturqualität
B Phasenqualität
C Ergebnisqualität
D Vertrauensqualität
E Therapeutenqualität

2.59 Wozu dient nach psychoanalytischem Verständnis die Deutung von Übertragungen am ehesten?

A Durch die Analyse der Übertragung wird deutlich, welche Muster sich in den Beziehungen des Patienten wiederholen.
B Die Deutung von Übertragungen dient zur Überwindung der Regression des Patienten.
C Die Deutung milder Übertragungen ist zum Abbau von Widerständen des Patienten unbedingt notwendig.
D Durch die Analyse von Übertragungen wird sich der Therapeut seiner unbewussten Reaktionen gegenüber dem Patienten bewusst.
E Die Deutung von Übertragungen dient vornehmlich zur Klassifikation in positive und negative Übertragungen.

2.60 Durch welche der folgenden Aussagen wird ein so genannter Zwangsprozess am ehesten beschrieben?

A Der Zwangsprozess ist Teil der Zwangsstörung.
B Der Zwangsprozess wird immer vor dem Amtsgericht ausgetragen.
C Der Zwangsprozess ist ein destruktiver Interaktionsprozess.
D Der Zwangsprozess ist nicht zu verhindern.
E Durch den Zwangsprozess zwingt der Therapeut den Patienten zu einer Verhaltensänderung.

2.61 Was zählt man in der Medizin nicht zu den bildgebenden Verfahren?

A EMG
B CT
C PET
D MRT
E f-MRI

2.62 Einer Ihrer Patienten war vor 10 Jahren im Ausland an einer kriegerischen Auseinandersetzung beteiligt. Seine Angehörigen beschreiben ihn als bis dahin fröhlichen und ausgeglichenen Menschen. Nach seinem Einsatz im Kriegsgebiet erlebt er sich als leer, hoffnungslos und nervös. Er fühlt sich ständig bedroht und wirkt auf seine Umwelt misstrauisch und feindselig. Der Patient hat sich seitdem weitgehend zurückgezogen. Welche Diagnose kann am ehesten in Betracht gezogen werden?

A Anpassungsstörung
B dissoziale Persönlichkeitsstörung
C andauernde Persönlichkeitsveränderung nach Extrembelastung
D Neurasthenie
E posttraumatische Belastungsstörung

2.63 Bei einem 40-jährigen Patienten fällt Ihnen auf, dass er mit Ihnen und anderen zusammenhanglos spricht. Darauf angesprochen, kann er nicht nachvollziehen, dass die anderen ihm in Gesprächen nicht folgen können. Welcher der folgenden psychischen Bereiche ist dabei am ehesten gestört?

A Impulskontrolle
B Selbst-Objekt-Differenzierung
C Selbstkontrolle
D Affektivität
E Abwehr

2.64 Wie werden hyperkinetische Störungen in der Verhaltenstherapie typischerweise behandelt?

A Sensualitätstraining
B systematische Desensibilisierung
C Selbstinstruktion
D Exposition in vivo
E Verstärkung inkompatibler Verhaltensweisen

2.65 Was passiert durch den Abwehrmechanismus der Spaltung am ehesten?

A Eine Triebregung wird als fremd erlebt.
B Es werden autoaggressive Handlungen ausgeführt.
C Die Folge ist eine Rückentwicklung auf eine frühere Entwicklungsstufe.
D In Beziehungen kommt es zur Aufteilung in gute und böse Anteile.
E Eigene Gedanken werden anderen unterstellt.

2.66 Bei einer Patientin mit einer Agoraphobie wird eine Konfrontationstherapie durchgeführt. Als ein Teil der Therapie wurde festgelegt, dass die Patientin 20 Minuten in einem Kaufhaus verbringen und eine Kleinigkeit kaufen soll, während der Therapeut vor dem Geschäft wartet. Die Patientin kommt schon nach 10 Minuten aus dem Laden. Wie sollte der Therapeut am ehesten reagieren?

A Der Therapeut passt die Aufgabe an und schickt die Patientin nur noch für 5 Minuten in das Kaufhaus.
B Der Therapeut bespricht mit der Patientin, dass sie nochmals für 20 Minuten in das Kaufhaus geht.
C Der Therapeut beendet die Sitzung und wiederholt die Aufgabe in der folgenden Woche.
D Der Therapeut erschwert die Aufgabe und schickt die Patientin für 40 Minuten in das Kaufhaus.
E Der Therapeut beendet die Therapie.

2.67 Welche der nachfolgend genannten Institutionen ist kein Kostenträger für Rehabilitationen?

A Sozialhilfe
B Haftpflicht
C Rentenversicherung
D Krankenversicherung
E Unfallversicherung

Fragen

2.68 Ein jetzt 8-jähriger Junge hat schon im Kleinkindalter wenig Kontakt zu seinen Eltern aufgenommen. Er meidet den Blickkontakt und nimmt kaum Notiz von anderen. Der Junge verbringt viel Zeit mit der Wiederholung immer gleicher Bewegungen. Auf Umgebungswechsel oder äußere Unruhe reagiert er mit Wutausbrüchen. Die sprachliche und kognitive Entwicklung ist altersgemäß. Welche Diagnose kann am ehesten gestellt werden?

- A dissoziale Persönlichkeitsstörung
- B Rett-Syndrom
- C frühkindlicher Autismus (Kanner-Syndrom)
- D Dementia infantilis
- E Asperger-Syndrom

2.69 Welche der folgenden psychischen Störungen ist aufgrund häufiger Arztbesuche wegen körperlicher Beschwerden ohne organische Grundlage für das Gesundheitssystem besonders kostenintensiv?

- A somatoforme Störungen
- B Angst und Depression gemischt
- C Zyklothymia
- D Phobien
- E Persönlichkeits- und Verhaltensstörungen

2.70 Welcher der folgenden Tests wird am ehesten zur Entwicklungsdiagnostik eingesetzt?

- A Connerskala
- B HAWIK III
- C Rosenzweig Picture-Frustration Test
- D Griffiths-Entwicklungsskalen
- E Familiensystemtest

2.71 Von welcher Krise spricht Erikson in der psychosozialen Entwicklungstheorie für die Jugendphase etwa zwischen dem zwölften und zwanzigsten Lebensjahr?

- A Identität versus Rollendiffusion
- B Generativität versus Stagnation
- C Fleiß/Werksinn versus Minderwertigkeitsgefühl
- D Integrität versus Lebensekel
- E Urvertrauen versus Urmisstrauen

2.72 Eine junge Frau konnte sich nach dem plötzlichen Tod ihres Freundes nicht mehr an einige kurz zurückliegende wichtige Ereignisse erinnern. Die Störung konnte weder auf eine körperliche Erkrankung, noch auf eine Intoxikation oder auf extreme Erschöpfung zurückgeführt werden. Das Ausmaß des Gedächtnisverlusts variierte von Untersucher zu Untersucher und die Symptome remittierten nach einigen Wochen. Für welche Diagnose sprechen diese Symptome am ehesten?

- A postiktale Amnesie
- B anterograde Amnesie
- C dissoziative Amnesie
- D organisches amnestisches Syndrom
- E transiente globale Amnesie

2.73 Welcher der folgenden Aspekte spielt bei der Entscheidung der Krankenkasse über die Genehmigung einer Psychotherapie am wenigsten wahrscheinlich eine Rolle?
Die Therapie gilt als
- A ausreichend
- B kurz
- C wirtschaftlich
- D zweckmäßig
- E notwendig

2.74 Welche der nachfolgenden Aussagen umschreibt am ehesten, was die deskriptive Epidemiologie erfasst?
- A das Neuauftreten von Erkrankungen
- B die Prozesse zwischen Therapeut und Patient auf der Mikroebene
- C die Dokumentation aller Kontakte von Patienten mit verschiedenen medizinischen Diensten
- D das Auftreten und die Verteilung von Krankheiten über Populationen, Regionen und Zeiten
- E die Effekte einer therapeutischen Maßnahme

2.75 Welche der folgenden Begriffe bezeichnet keine Achse bei der Operationalisierten Psychodynamischen Diagnostik (OPD)?
- A ICD-10-Syndrome
- B Beziehung
- C Krankheitserleben
- D Struktur
- E Fixierung

2.76 Unter welches Störungsbild wird die Trichotillomanie in der ICD-10 klassifiziert?
- A Psychose
- B Zwangsstörung
- C depressive Störung
- D abnorme Gewohnheiten und Störungen der Impulskontrolle
- E wahnhafte Störungen

2.77 Unter welchem der nachfolgend genannten Symptome leidet der Patient beim Entzug von Sedativa am wenigsten wahrscheinlich?
- A Insomnie
- B Krampfanfall
- C Tremor
- D Angst
- E Bradykardie

2.78 Was versteht man im analytischen Verständnis am ehesten unter der therapeutischen Ich-Spaltung?

- A Der Patient spaltet den Therapeuten in einen guten und einen bösen Anteil.
- B Der Therapeut spaltet das Ich des Patienten.
- C Der Therapeut spaltet sich in einen erlebenden und einen beobachtenden Teil.
- D Das Ich spaltet sich auf in Es und Überich.
- E Der Patient spaltet sein Ich in einen Teil für die Therapie und einen Teil für den Alltag.

2.79 Ein Patient, bei dem eine Schizophrenie diagnostiziert worden ist, geht mit einem Freund spazieren. Beide sehen, wie ein Hund eine Pfote hebt. Der Patient ist plötzlich davon überzeugt, dass ihn der Hund damit warnen wollte. Wie bezeichnet man dieses Phänomen am ehesten?

- A optische Halluzination
- B Beeinträchtigungswahn
- C Illusion
- D Wahneinfall
- E Wahnstimmung

2.80 Welches der folgenden diagnostischen Verfahren ist kein projektiver Test zur Anwendung bei Kindern und Jugendlichen?

- A Kinder-Apperzeptionstest (CAT)
- B Rosenzweig Picture Frustration Test
- C Scenotest
- D Familie in Tieren
- E Kaufman Assessment Battery for Children (K-ABC)

Übungsprüfung III

Kurzantwortaufgaben

3.1 Eine Lehrerin bittet die Eltern eines 11-jährigen Jungen mit ihm einen Therapeuten aufzusuchen. Der Junge hat seit der ersten Klasse große Schulprobleme. Er kann kaum stillsitzen und hat Schwierigkeiten, seine Aufmerksamkeit auf den Unterricht zu fokussieren. Schon im Kindergarten hat er immer wieder von einer Aktivität zur nächsten gewechselt, ohne etwas zu Ende zu bringen. Wiederholt ist er aus Unachtsamkeit in Unfälle verwickelt gewesen. Im Gespräch mit den Eltern gibt der Vater an, dass er als Kind ähnliche Schwierigkeiten gehabt habe. Welche Diagnose kann am ehesten gestellt werden?

____

3.2 Wie wird in der klientenzentrierten Gesprächpsychotherapie nach Rogers die dem Menschen innewohnende Kraft zur Weiterentwicklung bezeichnet?

____

3.3 Ein 6-jähriger Junge erwacht öfter im ersten Drittel der Nacht mit einem Panikschrei. Er will dann aus seinem Bett, hat große Angst und schwitzt stark. Auf Beruhigungsversuche der Eltern reagiert das Kind kaum. Für einige Minuten wirkt es noch desorientiert und benommen. Am nächsten Morgen erinnert sich der Junge nicht mehr an das Ereignis. Eine körperliche Störung wurde ausgeschlossen. Wie bezeichnet man diese Parasomnie nach der ICD-10?

____

3.4 Wie nennt man die psychische Widerstandskraft, die z.B. dazu führt, dass Kinder trotz vieler Risikofaktoren keine Störung entwickeln?

____

3.5 Bei bestimmten psychotherapeutischen Verfahren soll die Selbstfürsorge des Patienten gefördert werden. Wie nennt man diese Methoden, die beispielsweise zur allgemeinen Aktivierung, zur Stimmungsverbesserung oder zum Genusstraining eingesetzt werden?

____

3.6 Wie bezeichnet man nach psychoanalytischem Verständnis die Entlastung, die der Patient durch Abwehr des inneren Konflikts und damit durch Angstreduktion erlebt?

____

3.7 Wie lautet nach der ICD-10 die Diagnose, wenn eine Frau beim Geschlechtsverkehr unter Schmerzen leidet, weil es zu Spasmen in der die Vagina umgebenden Beckenbodenmuskulatur kommt, ohne dass körperliche Ursachen für die Störung vorliegen?

____

3.8 Wenn sich die Patientin in den Therapeuten verliebt und ungerechtfertigt glaubt, von ihm begehrt zu werden, spricht das am wahrscheinlichsten für welchen Abwehrmechanismus?

____

3.9 Ein Therapeut fordert einen Patienten, der schon lange unter Einschlafstörungen leidet auf: „Bleiben Sie wach!" Wie bezeichnet man diese Intervention?

____

3.10 Ein 4-jähriges Mädchen leidet unter Neurodermitis. Es erlebt Erleichterung, wenn es die Haut kratzt bis sie blutet und das Jucken nachlässt. Daraufhin kratzt es sich häufiger. Wie lautet der lerntheoretische Begriff für diesen Prozess?

____

Mehrfachauswahlaufgaben

3.11 Sie führen in einer Familie eine Verhaltensbeobachtung durch und wollen bestimmte Verhaltensweisen der Familienmitglieder qualitativ erfassen. Welche Verfahren sind dafür am besten geeignet? Wählen Sie 3 Antworten!

- [A] Einordnung der Verhaltensweisen in Kategoriensysteme
- [B] Randomisierung in Experimental- und Kontrollgruppe
- [C] Beschreibung der Verhaltensweisen anhand von Zeichensystemen
- [D] Durchführung einer Plazebostudie
- [E] Einschätzung der Ausprägung der Verhaltensweisen mit Hilfe von Ratings

3.12 Welche der nachfolgend genannten sind die häufigsten Ängste im Kleinkindalter? Wählen Sie 2 Antworten!

- [A] Angst vor Trennung
- [B] Angst vor anderen Kindern
- [C] Angst vor Dunkelheit
- [D] Angst vor engen Räumen (Klaustrophobie)
- [E] Höhenangst

3.13 Welche der folgenden Aussagen treffen in der Regel auf die psychotherapeutische Gruppenarbeit zu? Wählen Sie 3 Antworten!

- A Gruppen müssen immer geschlossen sein.
- B Die Kohäsion ist ein wichtiger Wirkfaktor in der Gruppentherapie.
- C Es gibt keine kognitiv-behavioralen Gruppenansätze.
- D Die Teilnehmer an Gruppen übernehmen oft bestimmte Rollen oder Positionen.
- E In Gruppen kommt es zur so genannten Triangulierung.

3.14 In einer experimentellen Studie wird nachgewiesen, dass die Therapierichtungen X und Y gleich wirksam sind, aber in einer naturalistischen Untersuchung zeigt sich, dass Y weniger aufwändig als X ist. Was sagen diese Befunde über effectiveness und effiency? Wählen Sie 2 Antworten!

- A Die Therapierichtungen X und Y haben gleiche effiency.
- B Die Therapierichtung X hat eine höhere effiency als die Therapierichtung Y.
- C Die Therapierichtung Y hat eine höhere effectiveness als die Therapierichtung X.
- D Die Therapierichtungen X und Y haben gleiche effectiveness.
- E Es lassen sich lediglich Aussagen zur Effektstärke der Therapierichtungen aber nicht zur efficiency oder effectiveness machen.

3.15 Der Therapeut ist verpflichtet, die Behandlung nach dem neuesten wissenschaftlichen Standard durchzuführen. Welche der folgenden Aussagen zur Therapie der schweren depressiven Episode entsprechen diesem Standard am ehesten? Wählen Sie 2 Antworten!

- A Man behandelt ausschließlich ambulant.
- B Man muss die Suizidalität beachten.
- C Man kombiniert meist Medikamente und Psychotherapie.
- D In Deutschland darf man keine Elektrokrampfmethode einsetzen.
- E Man versucht grundsätzlich zunächst auf Medikamente zu verzichten.

3.16 Welche der folgenden Aussagen treffen bezüglich der Funktion und des Ursprungs der Abwehrmechanismen am besten zu? Wählen Sie 3 Antworten.

- A Grundsätzlich schadet die Abwehr dem Patienten.
- B Die Abwehr ist eine Ich-Funktion.
- C Die Abwehr schützt davor, dass unangenehme Regungen ins Bewusstsein kommen.
- D Jeder Mensch entwickelt ein individuelles Abwehrsystem.
- E Die Abwehr erzeugt unerträgliche innerpsychische Spannungen.

3.17 Wodurch unterscheidet sich eine tiefenpsychologische Therapie am ehesten von einer psychoanalytischen Therapie? Wählen Sie 2 Antworten!
Im Vergleich zum psychoanalytischen Ansatz ist der tiefenpsychologische Ansatz gekennzeichnet durch:

- A weniger Regression
- B die fehlende Analyse von Übertragung, Gegenübertragung und Widerstand
- C die stärkere Bearbeitung eines Fokus
- D die meist längere Dauer
- E die stärkere Berücksichtigung der frühkindlichen Entwicklung

3.18 Welche der folgenden Aussagen treffen bei Essstörungen am wenigsten wahrscheinlich zu? Wählen Sie zwei Aussagen!

- A Bei Anorexia nervosa weisen die Laborwerte oft auf eine Hypokaliämie.
- B Patientinnen mit Bulimia nervosa haben meist Normalgewicht.
- C Bei der Anorexia nervosa kann es zur Amenorrhö kommen.
- D Die binge eating disorder geht mit starkem Gewichtsverlust einher.
- E Zur Diagnose der Adipositas muss der Fettanteil der Körpermasse bei mindestens 40 % liegen.

3.19 Mit welchen der nachfolgend genannten Psychopharmaka werden bipolare affektive Störungen am ehesten behandelt? Wählen Sie 2 Antworten!

- A selektive Serotonin-Wiederaufnahmehemmer (SSRI)
- B atypische Neuroleptika
- C Lithium
- D MAO-Hemmer
- E Antikonvulsiva

3.20 Ein 55-jähriger Mann leidet seit einiger Zeit unter einer Erektionsstörung. Bei welchen der folgenden Diagnosen ist das Symptom häufig? Wählen Sie 3 Antworten!

- A nicht organische Hypersomnie
- B Diabetes mellitus
- C Alkoholabusus
- D sexuelle Funktionsstörung
- E schizoaffektive Störungen

Aufgabenfolgen

3.21 **Aufgabenfolge „Therapeutenreaktion" – Teil 1**

Ein Therapeut spürt einen zunehmenden Widerwillen mit einem Patienten zu arbeiten, der seine Alkoholabhängigkeit verleugnet. Der Therapeut bemerkt, dass er außerordentlich impulsiv und aggressiv auf diesen Patienten reagiert. Er sieht einen Zusammenhang zu eigenen Erfahrungen aus seiner Jugend mit seinem Stiefvater, der mit seiner Alkoholabhängigkeit wie der Patient umgegangen ist. Wie nennt man nach psychoanalytischem Verständnis die Empfindungen des Therapeuten gegenüber dem Patienten?

____

3.22 Aufgabenfolge „Therapeutenreaktion" – Teil 2

Wie sollte der Therapeut am ehesten mit seinen Empfindungen gegenüber dem Patienten umgehen?
Wählen Sie 1 Antwort!

- A Der Therapeut teilt dem Patienten seine Empfindungen auf gar keinen Fall mit.
- B Der Therapeut teilt dem Patienten seine Empfindungen vorsichtig mit, wenn sie das Beziehungsmuster des Patienten verdeutlichen.
- C Der Therapeut teilt dem Patienten seine Empfindungen mit, damit er sich entlasten kann.
- D Der Therapeut ignoriert seine Empfindungen und versucht sie zu verdrängen.
- E Der Therapeut teilt dem Patienten seine Empfindungen mit, um zu begründen, dass er die Therapie aufgrund von Befangenheit abbrechen muss.

3.23 Aufgabenfolge „40-jähriger Patient" – Teil 1

Ein zurückgezogen lebender 40-jähriger Mann behauptet in einer therapeutischen Sitzung: „Keiner kann intellektuell mit mir mithalten, auch Psychotherapeuten nicht. Die haben diesen Beruf nur gewählt, um sich von ihren eigenen Problemen abzulenken." Welcher der folgenden Begriffe umschreibt diesen Abwehrmechanismus des Patienten am besten? Wählen Sie 1 Antwort!

- A Entwertung
- B Identifikation mit dem Aggressor
- C Sublimierung
- D Verschiebung
- E Ungeschehen machen

3.24 Aufgabenfolge „40-jähriger Patient" – Teil 2

Derselbe Mann kommt wiederholt zu spät zu den therapeutischen Sitzungen. Welcher der folgenden Begriffe umschreibt das Verhalten am besten? Wählen Sie 1 Antwort!

- A Trotzphase
- B Konfrontation
- C Krankheitsgewinn
- D Reaktionsbildung
- E Agieren

3.25 Aufgabenfolge „40-jähriger Patient" – Teil 3

Der Therapeut spricht den Patienten auf sein häufiges Zuspätkommen an. Der Patient behauptet, dass dies nichts mit der Therapie zu tun habe, sondern nur mit seiner Müdigkeit wegen seiner Überforderung im Beruf. Wie bezeichnet man diesen Abwehrmechanismus am treffendsten? Wählen Sie 1 Antwort!

- A Verschiebung
- B Sublimierung
- C Rationalisierung
- D Regression
- E Ungeschehen machen

Fragen

3.26 Aufgabenfolge „Ältere Patientin" – Teil 1

Eine ältere Patientin klagt darüber, dass sie seit vier Wochen vor allem morgens keinen Antrieb mehr hat und nicht aus dem Bett kommt. Oft wacht sie schon um vier Uhr morgens auf. Sie kann dann nicht mehr einschlafen und beginnt zu grübeln. Ständig fühlt sie sich niedergeschlagen und kann sich über nichts mehr freuen. Die Patientin fühlt sich wertlos und traut sich nichts mehr zu, auch weil ihr Konzentrationsvermögen sehr eingeschränkt ist. Aus Appetitmangel hat sie bereits ein 1 kg abgenommen. An welche Diagnose ist am ehesten zu denken?

Depr. Störung / Episode

3.27 Aufgabenfolge „Ältere Patientin" – Teil 2

Welches der oben genannten Symptome zählt nicht zum so genannten somatischen Syndrom? Wählen Sie 1 Antwort!

- A mangelnde Fähigkeit, sich zu freuen und Interesseverlust
- B Morgentief
- C deutlicher Appetitverlust
- D frühmorgendliches Erwachen
- E Gefühl der Wertlosigkeit

3.28 Aufgabenfolge „Trennung von der Freundin" – Teil 1

Ein 28-jähriger Patient berichtet, dass sich seine Freundin vor einigen Tagen von ihm getrennt habe. Aus Angst, dass sie ihn verlassen könne, habe er während der gesamten Beziehung seine eigenen Interessen untergeordnet. Entscheidungen habe er weitgehend ihr überlassen. Der Patient leidet sehr unter der Trennung und weiß nicht, wie es weitergehen kann. Er fürchtet sich davor, allein nicht zurechtkommen zu können. Verluste jeglicher Art seien für ihn schon immer sehr schwer erträglich gewesen. Auf welche ICD-10-Diagnose weist diese Beschreibung am ehesten? Wählen Sie eine Antwort!

- A dissoziative Störung
- B posttraumatische Belastungsstörung
- C akute Belastungsreaktion
- D abhängige Persönlichkeitsstörung
- E Angst und depressive Reaktion, gemischt

3.29 Aufgabenfolge „Trennung von der Freundin" – Teil 2

Derselbe Patient äußert auch suizidale Ideen. Welche Vorgehensweisen wählen Sie, um eine Stabilisierung zu erreichen? Wählen Sie 3 Antworten!

- A Suizidpakt (Versprechen keinen Suizid zu begehen)
- B Analyse der Objektbeziehungen, die sich in den Suizidideen spiegeln
- C Vereinbarung zeitlich naher Therapiesitzungen
- D Tagesstrukturierung
- E verhaltenstherapeutische Problemanalyse der Trennungssituation

3.30 Aufgabenfolge „Epilepsieverdacht" – Teil 1

Eine 39-jährige Patientin stürzt häufig am Arbeitsplatz, vor allem wenn sie sich überfordert fühlt. Mit welchen der folgenden Methoden kann der Verdacht auf das Vorliegen einer Epilepsie überprüft werden? Wählen Sie 3 Antworten!

A Reaktionsverhinderung
B Schlafentzug
C Hyperventilationsversuch
D Reizung mit intermittierenden Lichtblitzen
E Screening

3.31 Aufgabenfolge „Epilepsieverdacht" – Teil 2

Differenzialdiagnostisch wird geprüft, ob die Patientin unter psychogenen Anfällen leidet. Welches der folgenden Merkmale würde am ehesten darauf hinweisen? Wählen Sie 1 Antwort!

A Im Anfall färben sich die Lippen der Patientin blau.
B Der Zungenbiss findet sich an der Seite.
C Der Anfall findet grundsätzlich in Anwesenheit anderer Menschen statt.
D Es dauert einige Zeit, bis die Patientin nach dem Anfall wieder ansprechbar ist.
E Im Anfall kommt es bei der Patientin zum Urinabgang.

Einfachauswahlaufgaben

3.32 Bei einem Ihrer Patienten wird eine bipolare Störung I diagnostiziert. Welche der folgenden Aussagen ist für diese Störung am wenigsten zutreffend?

A Die depressiven Phasen sind meist länger als die manischen Phasen.
B Im Vergleich zur bipolaren Störung II sind die manischen Phasen stärker ausgeprägt.
C Die Remission zwischen den Erkrankungsphasen ist selten vollständig.
D Die Häufigkeit der Störung ist bei Männern und Frauen in etwa gleich.
E Oft, aber nicht immer, folgen die depressiven oder manischen Episoden einem belastenden Lebensereignis.

3.33 Welcher Transmitter wirkt im sympathischen Nervensystem am Zielorgan?

A Noradrenalin
B Dopamin
C Azetylcholin
D Glyzin
E Glutamat

3.34 Welcher der folgenden Behandlungsansätze macht bei der Therapie einer Orgasmusstörung der Frau am wenigsten Sinn?

A Übungen zur Stimulierung der Klitoris
B medizinische Untersuchung zum Ausschluss organischer Ursachen
C Reduktion des allgemeinen Stresslevels
D Aufforderung, dass die Frau mit Ihrem Partner über das Problem spricht
E Training, möglichst schnell einen Orgasmus zu bekommen

Fragen

3.35 Für das Tourette-Syndrom gilt welche der nachfolgenden Aussagen am wenigsten?

- A Jungen sind häufiger betroffen als Mädchen.
- B Im Vergleich zu anderen Ticstörungen persistieren die Symptome beim Tourette-Syndrom häufiger bis ins Erwachsenenalter.
- C Die vokalen Tics entwickeln sich meist nach den motorischen Tics.
- D Viele Betroffene haben zusätzlich Zwangssymptome wie z.B. einen Kontrollzwang.
- E Die Tics beim Tourette-Syndrom können noch nicht einmal für kurze Zeiträume willentlich unterdrückt werden.

3.36 Welche der folgenden Aussagen kennzeichnet die Dysmorphophobie am wenigsten?

- A Die Störung bezeichnet die anhaltende Beschäftigung mit einer angenommenen Entstellung oder Missbildung.
- B Typischerweise zeigen die Betroffenen Checking-Verhalten.
- C Die Störung ist relativ oft mit einer Depression kombiniert.
- D Die Patienten reden gern und viel von ihren Empfindungen.
- E Die Störung entwickelt sich bevorzugt in der Pubertät oder im frühen Erwachsenenalter.

3.37 Welche der genannten Störungen geht oft mit Pica in Kindesalter einher?

- A Intelligenzminderung
- B hyperkinetische Störung
- C stereotype Bewegungsstörung
- D Störungen des Sozialverhaltens
- E Mutismus

3.38 Ein 14-jähriges Mädchen erreicht in einem Intelligenztest einen IQ von 108. In einem Lesetest erreicht es einen T-Wert von 44 und im Rechtschreibtest einen T-Wert von 29. An welche ICD-10-Diagnose ist am ehesten zu denken?

- A Legasthenie
- B isolierte Rechtschreibstörung
- C isolierte Lesestörung
- D leichte Intelligenzminderung
- E kombinierte Störung schulischer Fertigkeiten

3.39 Welche Aussage ist für die Verwendung von MAO-Hemmern in der Therapie von Depressionen gültig?

- A MAO-Hemmer haben grundsätzlich mehr Nebenwirkungen als trizyklische Antidepressiva.
- B Alle MAO-Hemmer werden irreversibel gebunden.
- C MAO-Hemmer sollen nicht mit Serotonin-Wiederaufnahmehemmern (SSRI) kombiniert werden.
- D MAO-Hemmer dürfen nur im stationären Setting Verwendung finden.
- E MAO-Hemmer führen wegen verlängerter Wirklatenz zu großen Compliance-Problemen.

3.40 Zur Erfassung und Modifikation welches der nachfolgenden Maße wird das Biofeedback-Verfahren am ehesten eingesetzt?

X A physiologische Signale des Patienten
B Ausmaß der Rollendiffusion des Patienten
C körperlicher Allgemeinzustand des Patienten
D Empfindlichkeit des Patienten für Schadstoffe
E Neurotizismus-Wert des Patienten

3.41 Das BDI ist ein häufig eingesetztes Fragebogenverfahren zur Selbstbeurteilung. Was sagt ein hoher Wert im BDI aus?

A hohe Selbstwert-Einschätzung
X B ausgeprägte Depression
C unsicher-vermeidende Bindung
D Hinweise für das therapeutische Vorgehen
E aktuelles Suizidrisiko

3.42 Welches der nachfolgend genannten Konzepte kann bei der Arbeit mit den Familien von schizophrenen Patienten am ehesten zur Rückfallprophylaxe genutzt werden?

A Operationalisierte Psychodynamische Diagnostik (OPD)
B S-O-R-C-K
C Minimalstrukturierung
D habit reversal
X E expressed emotions

3.43 Wie bezeichnet man die epidemiologische Messgröße, mit der der Anteil von Merkmalsträgern in einer Population an einem Stichtag erfasst wird?

A Jahresinzidenz
B relatives Risiko
C Querschnitt
D Mirkoprozess
X E Punktprävalenz

3.44 Auf Rat eines Therapeuten sollen die Eltern bei einem 6-jährigen Mädchen die Time-out-Technik einsetzen, bevor es sich in einen Wutanfall hineinsteigert. Welche der folgenden Aussagen trifft für diese Technik am ehesten zu?

X A Bei der Technik werden alle erreichbaren Verstärker entfernt.
B Die Technik dient dem Verhaltensaufbau.
C Die Technik entspricht der Technik mit dem heißen Stuhl.
D Die Technik wird ausschließlich bei Kindern eingesetzt.
E Die Technik ist eine tiefenpsychologisch orientierte Methode.

Fragen

3.45 Im Elektroenzephalogramm (EEG) können je nach Aktivitätszustand des Patienten verschiedene Wellen abgeleitet werden. Welche EEG-Wellen sind am ehesten im entspannten Wachzustand bei geschlossenen Augen messbar?

- A alpha-Wellen
- B beta-Wellen
- C gamma-Wellen
- D delta-Wellen
- E theta-Wellen

3.46 Welche der folgenden Aussagen umschreibt das psychoanalytische Konzept des Überichs am ehesten?

- A Im Überich finden sich verstärkte Ich-Funktionen.
- B Das Überich repräsentiert verinnerlichte Normen.
- C Das Überich ist der Sitz der Abwehr.
- D Aus dem Überich stammt die Triebenergie.
- E Das Überich enthält alle unbewussten Erlebnisinhalte.

3.47 Welche der genannten Folgen hat Cannabisgebrauch am wahrscheinlichsten?

- A Wahrnehmungsstörungen
- B Krampfanfälle
- C Delirium tremens
- D vermehrte Aggression
- E Schlaflosigkeit

3.48 Einer Ihrer Patienten beschreibt in der Therapie häufig Situationen, in denen er nicht Nein sagen konnte. So erwähnt er z.B. mehrmals, dass ihn sein Chef und Kollegen ausbeuten würden. Auch seine Frau würde ihm alles vorschreiben. Schon seinen dominanten Eltern habe er sich immer untergeordnet und kaum Ungehorsam gezeigt. Bei all diesen Gelegenheiten entstehen in ihm viel Ärger und Wut. Oft sehnt er sich danach, auf andere Einfluss nehmen zu können und Dominanz zu zeigen. Für welchen OPD-Konflikt sprechen diese Aussagen am ehesten?

- A Versorgung versus Autarkie
- B Überich und Schuldkonflikt
- C Autonomie versus Abhängigkeit
- D Unterwerfung versus Kontrolle
- E ödipal-sexueller Konflikt

3.49 Unter welchen der genannten Voraussetzungen ist eine Schweigepflichtentbindung durch den Patienten zwingend notwendig, bevor Information über die Therapie vom Therapeuten weitergegeben werden kann?

- A Der Therapeut hat von einem Schwerverbrechen erfahren, das der Patient plant und will diese Information an die Polizei weitergeben.
- B Der Vorbehandler sendet die Therapiedokumentation an den jetzigen Therapeuten.
- C Der Therapeut will den Fall anonymisiert in der Supervision vorstellen.
- D Der Therapeut will das Gesundheitsamt informieren, weil er Kenntnis von einer ansteckenden Erkrankung des Patienten hat, mit der er jederzeit andere in Gefahr bringen kann.
- E Die Krankenkasse verlangt Angaben darüber, wie lange der stationäre Aufenthalt Ihres Patienten voraussichtlich noch dauern wird.

3.50 Wie lange müssen Akten in einer psychotherapeutischen Praxis aufbewahrt werden?

- A nur bis zum Abschluss der Behandlung
- B mindestens 1 Jahr
- C mindestens 5 Jahre
- D mindestens 10 Jahre
- E mindestens 20 Jahre

3.51 Sie stellen bei einer Ihrer Patientinnen eine verheimlichte Tendenz zur Selbstverletzung fest. Sie ritzt sich z.B. häufig in die Unterarme, lässt die Wunden nicht abheilen und reißt sich Haarbüschel aus. Wie sollten Sie als Therapeut am ehesten mit diesen Beobachtungen umgehen?

- A Das Symptom sollte ignoriert werden, solange es von der Patientin nicht selbst offenbart wird.
- B Auf das Symptom sollte kontingent mit Bestrafung reagiert werden.
- C Der Therapeut sollte mit der Patientin offen über seine Beobachtungen sprechen.
- D Die Patientin muss wegen Eigengefährdung sofort auf eine geschlossene Station verlegt werden.
- E Die Therapie muss abgebrochen werden, weil die Patientin nicht genug Vertrauen in die Behandlung zeigt, wenn sie das Symptom verschweigt.

3.52 Im Zusammenhang mit der so genannten Behandlungsintegrität gilt welche der folgenden Aussagen am wenigsten?

- A Bei hoher Behandlungsintegrität wird die Intervention so durchgeführt, wie sie geplant war.
- B Die Behandlungsintegrität wird durch Manuale erhöht, in denen die Interventionen detailliert beschrieben werden.
- C Die Behandlungsintegrität sinkt, wenn der Therapeut die Interventionen kreativ verändert.
- D Die Behandlungsintegrität nimmt Einfluss auf die Validität.
- E Die Behandlungsintegrität ist ein Maß dafür, wie integer der Therapeut ist.

3.53 Masters und Johnson beschrieben den sexuellen Reaktionszyklus des Menschen. Welche der folgenden Phasen wird nicht in ihrem Modell erwähnt?

- A Verlangen
- B Erregung
- C Latenz
- D Orgasmus
- E Entspannung

3.54 Welche der folgenden Aussagen definiert am ehesten die Mikroprozessanalyse? Die Mikroprozessanalyse entspricht der

- A Analyse von Einzelfallstudien.
- B Analyse der einzelnen Interaktionen zwischen Patient und Therapeut.
- C Analyse von Therapien mit Hilfe von Computern.
- D Analyse von Lauten und Silben.
- E Analyse von Interaktionen in Kleingruppen.

3.55 Die analytische Therapie bei Kindern und Jugendlichen unterscheidet sich in einigen Punkten von der bei Erwachsenen. Welche der folgenden Aussagen beschreibt diese Unterschiede am ehesten?

- A In der Erwachsenentherapie ist der Therapeut meist direktiver und aktiver.
- B Therapien bei Kindern und Jugendlichen sind immer kürzer als Erwachsenentherapien.
- C In der Kinder- und Jugendlichentherapie wird öfter über das Spiel gearbeitet.
- D Die Deutung von Übertragungen spielt in der Kindertherapie eine viel größere Rolle.
- E Bei Kindern und Jugendlichen wird die soziale Umwelt weniger stark in die Therapie einbezogen.

3.56 Bis zu welchem Zeitpunkt sollte der Therapeut über die Voraussetzungen und Bedingungen für die Durchführung einer Psychoanalyse aufklären?

- A bis zum Ende der probatorischen Sitzungen
- B nach Genehmigung der Therapie durch die Krankenkasse
- C bei der telefonischen Kontaktaufnahme
- D gar nicht wegen der Abstinenz des Therapeuten
- E wenn der Patient danach fragt

3.57 Bei einem 9-jährigen Mädchen wird eine Depression diagnostiziert. Welches der folgenden Symptome ist eher kein typisches Merkmal einer kindlichen Depression?

- A somatische Störung
- B Schulprobleme
- C Klagsamkeit
- D gedrückte Stimmung
- E Versagensängste

3.58 Ein Patient, der gerade die Diagnose einer lebensbedrohlichen Erkrankung erfahren hat, äußert: „Ich werde wohl nicht mehr lange leben. Aber es ist merkwürdig: Ich fühle gar nichts. Alles ist wie Watte." Diese Erleben lässt sich am ehesten beschreiben als:

- A Abspaltung
- B Projektion
- C Rationalisierung
- D Ungeschehen machen
- E Sublimierung

3.59 Bei einer bisher psychisch unauffälligen 33-jährigen Patientin wurde vor einigen Stunden ein bösartiger Tumor der Haut diagnostiziert. Sie spürt nun eine Art von Betäubung, nimmt kaum noch etwas von ihrer Umgebung wahr und wirkt desorientiert. Dabei ist sie ständig in Bewegung. Ihr ist übel, sie zittert und hat Herzrasen. Die Symptome sind schnell rückläufig. An welche ICD-10-Diagnose ist am ehesten zu denken?

- A posttraumatische Belastungsstörung
- B Anpassungsstörung
- C Konversionsstörung
- D Trance oder Besessenheitszustände
- E akute Belastungsreaktion

3.60 Beim Bettnässen können verschiedene Behandlungsformen Anwendung finden. Welche Therapieform wird heute am wenigsten wahrscheinlich eingesetzt?
- A Dry-Bed-Training
- B Elterntraining
- C Token-Programme
- D Einschränkung der abendlichen Trinkmenge
- E Bestrafung

3.61 Welche der folgenden Aussagen umschreibt am ehesten, was man in der Verhaltenstherapie unter negativer Verstärkung versteht?
Bei negativer Verstärkung
- A wirkt eine normalerweise unangenehme Konsequenz im individuellen Fall angenehm.
- B tritt eine Verhaltensweise häufiger auf, weil damit ein unangenehmer Zustand beendet wird.
- C wird eine negative Verhaltensweise verstärkt.
- D geschieht das Gleiche wie bei Bestrafung.
- E wirkt eine Verstärkung nicht wie geplant.

3.62 Ein 68-jähriger Patient klagt in der Therapie über Veränderungen in seinem Sexualleben. Wie wirkt sich das Alter auf die Sexualität von Männern am ehesten aus?
- A Ältere Männer produzieren weniger Ejakulat als jüngere.
- B Bei älteren Männern bleibt die Erektion häufiger aus als bei jüngeren.
- C Bei älteren Männern dauert die Penisversteifung grundsätzlich länger als bei jüngeren.
- D Ältere Menschen haben im Allgemeinen weniger Libido als jüngere.
- E Ältere Männer leiden sehr oft unter Schmerzen beim Verkehr (Dyspareunie).

3.63 Welches der folgenden Symptome weist am ehesten auf eine Schilddrüsenüberfunktion?
- A Gewichtsabnahme
- B trockene Haut
- C Obstipation
- D Müdigkeit
- E Bradykardie

3.64 Eine Ihrer Patientinnen hat vor 5 Monaten bei einem Unfall gesehen, wie ein Kind verbrannte und schildert Ihnen in der Behandlung eine Reihe von Symptomen. Welches der folgenden Krankheitsmerkmale wäre für eine posttraumatische Belastungsstörung untypisch?
- A Schreckhaftigkeit
- B Alpträume
- C Flash-backs
- D Freudlosigkeit
- E Wahnideen

3.65 Welches der folgenden Merkmale trifft am ehesten auf Alpträume zu?
- A Sie werden oft lebhaft erinnert.
- B Sie treten in der Regel kurz nach dem Einschlafen auf.
- C Sie führen immer zu Desorientiertheit nach dem Aufwachen.
- D Sie kommen grundsätzlich nicht in REM-Phasen vor.
- E Bei Kindern nennt man sie Pavor nocturnus.

3.66 Welche der nachfolgenden Funktionen hat ein so genannter Hyperventilationstest bei einer Panikstörung am ehesten?
Das Ziel des Hyperventilationstests liegt
- A im eindeutigen Ausschluss einer organischen Verursachung der Störung.
- B in der Reaktionsverhinderung, um das Problemverhalten zu reduzieren.
- C in der willkürlichen Auslösung physiologischer Reaktionen, die so oder ähnlich auch bei der Panikstörung vorkommen, damit diese leichter erträglich wird.
- D in einer besseren Durchblutung des Gehirns.
- E in einer Erhöhung des allgemeinen Angstniveaus bei dem Patienten.

3.67 In der Neurosenlehre werden verschiedene Charaktere beschrieben. Welches der folgenden Merkmale kennzeichnet den schizoiden Charakter am besten?
- A Vermeidung emotionaler Bindungen
- B geringe Frustrationstoleranz
- C Willfährigkeit
- D Dramatisierung
- E mangelnde Impulskontrolle

3.68 Welche der folgenden körperlichen Erkrankungen, die zu psychischen Folgen führen können, hat im Kindesalter die höchste Prävalenz?
- A Epilepsie
- B Diabetes mellitus
- C Asthma bronchiale
- D Krebs
- E Wachstumshormonmangel

3.69 Welche der nachfolgenden Aussagen trifft am wenigsten zu?
Länger dauernder Stress
- A aktiviert die Hypothalamus-Hypophysen-Nebennierenrinde-Achse.
- B kann bei Depressionen eine Rolle spielen.
- C führt zur Ausschüttung von Glukokortikoiden.
- D reduziert die Anfälligkeit für Erkrankungen.
- E vermindert die allgemeine Leistungsfähigkeit.

3.70 Ein 10-jähriger Junge mit einer Hundephobie wird in einer Verhaltenstherapie mit mittelstarken Reizen in vivo konfrontiert. Wie nennt man diese Technik?
- A flooding
- B Exposition
- C systematische Desensibilisierung
- D Bestrafung
- E negative Verstärkung

3.71 Ein 16-jähriger junger Mann kommt zu Ihnen in die Therapie, weil er sich Sorgen wegen einer möglichen Neigung zu Homosexualität macht. Welche Diagnose vergeben Sie am ehesten?

- A Störung der Sexualpräferenz
- B Transsexualität
- C Perversion
- D sexuelle Reifungskrise
- E Störung der Geschlechtsidentität des Kindesalters

3.72 Welches der nachfolgend genannten Symptome ist nicht typisch für Asthma bronchiale?

- A Verringerung des Atemwegswiderstandes
- B Entzündung der Bronchien
- C reversible und krampfartige Bronchialverengung
- D Atemnot
- E Schwellung der Schleimhaut

3.73 Welchen der genannten Abwehrmechanismen zählt man zu den eher unreifen Abwehrformen?

- A Sublimierung
- B Reaktionsbildung
- C Spaltung
- D Ungeschehenmachen
- E Intellektualisierung

3.74 Eine Therapeutin berechnet den BMI bei einem Kind. Was ist zu beachten?

- A Der BMI bei Kindern ist grundsätzlich nicht brauchbar.
- B Der BMI bei Kindern ist nur bei einem Wert über 30 pathologisch.
- C Der BMI für Kinder ist abhängig von der Sozialschicht.
- D Beim BMI für Kinder müssen geschlechtsspezifische Altersperzentile beachtet werden.
- E Den BMI berechnet man bei Kindern nur bei Verdacht auf Anorexie.

3.75 Über was macht die ICD-10 vornehmlich Angaben?

- A Epidemiologie der Störung
- B Genetik der Störung
- C erklärende Theorien über die Ursachen der Störung
- D operationalisierte Diagnosekriterien der Störung
- E soziale Einflüsse auf die Störung

3.76 Was versteht man am ehesten unter einem erweiterten Suizid?
Der erweiterte Suizid ist

- A ein anderer Begriff für Bilanzsuizid.
- B das Ergebnis des Ambivalenzstadiums.
- C die Tötung anderer (meist Angehöriger) vor dem Suizid.
- D die Selbsttötung durch mehrere Maßnahmen (z.B. Tabletteneinnahme und Strangulierung).
- E ein Hilferuf (auch appellativer Suizid genannt).

Fragen

3.77 Welche der genannten Medikamente werden häufig auch bei Zwangsstörungen eingesetzt?

- A typische Neuroleptika
- B MAO-Hemmer
- C Antikonvulsiva
- D SSRI
- E Lithium

3.78 Sie behandeln eine Studentin, die an starker Prüfungsangst leidet. Welche verhaltenstherapeutische Technik wird am ehesten eingesetzt, wenn die junge Frau bisher fast immer Erfolg in Prüfungen hatte?

- A Realitätsprüfung
- B Stimuluskontrolle
- C Münzverstärkung
- D taktische Planung
- E chaining

3.79 Ein Patient hatte einen schweren Unfall mit einer Kopfverletzung. Welches der folgenden Symptome spricht am deutlichsten für ein epidurales Hämatom?

- A rasche Bewusstseinstrübung
- B Gedächtnisstörung
- C Tremor
- D Konfabulation
- E Migräne

3.80 Welche der nachfolgenden Aussagen trifft am wenigsten für das Konzept der Objektbeziehungen zu?

- A Durch die Entwicklung von Objektbeziehungen werden statt den erogenen Zonen des eigenen Körpers, Objekte (Personen, Dinge) mit Libido besetzt.
- B Die Objektbeziehungstheorie beschreibt, wie Menschen mit materiellen Objekten (z.B. Geld, Besitz) umgehen.
- C Nach der Objektbeziehungstheorie werden frühere Erfahrungen mit den Bezugspersonen verinnerlicht.
- D Gemäß der Objektbeziehungstheorie bestimmen unbewusste Wünsche und Ängste aus der Beziehung zu den ersten Bezugspersonen alle weiteren Beziehungserfahrungen.
- E Nach der Objektbeziehungstheorie vollzieht sich die therapeutische Veränderungsarbeit vorwiegend an inneren Objekten und weniger in der Realität.

Übungsprüfung I

Kurzantwortaufgaben

1.1 Randomisierung
1.2 effectiveness
1.3 Anpassungsstörung (mit gemischter Störung von Gefühlen und Sozialverhalten)
1.4 Teufelskreis
1.5 Effektstärke
1.6 Agoraphobie
1.7 Achse II Beziehung
1.8 schizotype Störung
1.9 Versorgung versus Autarkie
1.10 Strukturqualität

Mehrfachauswahlaufgaben

1.11 A, C
1.12 A, B, D
1.13 B, C, D
1.14 A, C
1.15 A, D, E
1.16 A, C
1.17 A, C, E
1.18 C, D, E
1.19 B, C, D
1.20 A, B, C

Aufgabenfolgen

1.21 C
1.22 Katastrophisieren
1.23 B, E
1.24 B, C, E
1.25 C
1.26 A, C
1.27 C
1.28 C
1.29 A
1.30 B

Einfachauswahlaufgaben

1.31	B
1.32	D
1.33	D
1.34	C
1.35	D
1.36	D
1.37	A
1.38	C
1.39	A
1.40	C
1.41	D
1.42	A
1.43	D
1.44	C
1.45	C
1.46	A
1.47	E
1.48	C
1.49	A
1.50	B
1.51	A
1.52	B
1.53	D
1.54	A
1.55	B
1.56	D
1.57	B
1.58	B
1.59	C
1.60	A
1.61	E
1.62	A
1.63	E
1.64	C
1.65	B
1.66	C
1.67	B
1.68	C
1.69	E
1.70	B
1.71	C
1.72	B
1.73	A
1.74	A
1.75	B
1.76	B
1.77	C
1.78	C
1.79	D
1.80	A

Übungsprüfung II

Kurzantwortaufgaben

2.1 mindestens 12 Monate
2.2 Basisdokumentation
2.3 50/1000=0,05 oder 5 % in zehn Jahren also 0,005 oder 0,5 % in einem Jahr
2.4 manische Episode, Manie
2.5 Kompensation
2.6 reframing, umdeuten
2.7 Übergangsobjekt
2.8 Poltern
2.9 Organismusvariable
2.10 Zielerreichungsskalierung, Goal Attainment Scaling

Mehrfachauswahlaufgaben

2.11 B, C
2.12 B, C, E
2.13 D, E
2.14 B, C, D
2.15 B, C, D
2.16 B, D
2.17 B, C
2.18 A, B
2.19 B, C
2.20 A, D
2.21 B, C, D

Aufgabenfolgen

2.22 C, E
2.23 A
2.24 Konfrontation mit Reaktionsverhinderung
2.25 B
2.26 B, D
2.27 desorganisiertes Bindungsmuster
2.28 C
2.29 C
2.30 D

Einfachauswahlaufgaben

2.31	A	2.56	B
2.32	B	2.57	B
2.33	C	2.58	C
2.34	E	2.59	A
2.35	A	2.60	C
2.36	E	2.61	A
2.37	B	2.62	C
2.38	C	2.63	B
2.39	E	2.64	C
2.40	A	2.65	D
2.41	D	2.66	B
2.42	E	2.67	B
2.43	A	2.68	E
2.44	C	2.69	A
2.45	E	2.70	D
2.46	E	2.71	A
2.47	D	2.72	C
2.48	E	2.73	B
2.49	A	2.74	D
2.50	C	2.75	E
2.51	C	2.76	D
2.52	D	2.77	E
2.53	C	2.78	C
2.54	C	2.79	D
2.55	D	2.80	E

Übungsprüfung III

Kurzantwortaufgaben

3.1 hyperkinetische Störung
3.2 Selbstaktualisierungstendenz
3.3 Pavor nocturnus
3.4 Resilienz
3.4 euthyme Verfahren
3.6 primärer Krankheitsgewinn
3.7 nicht organischer Vaginismus, nicht organische Dyspareunie
3.8 Projektion
3.9 paradoxe Intervention, Symptomverschreibung
3.10 negative Verstärkung

Mehrfachauswahlaufgaben

3.11 A, C, E
3.12 A, C
3.13 B, D, E
3.14 A, C
3.15 B, C
3.16 B, C, D
3.17 A, C
3.18 D, E
3.19 C, E
3.20 B, C, D

Aufgabenfolgen

3.21 Gegenübertragung
3.22 B
3.23 A
3.24 E
3.25 C
3.26 depressive Episode
3.27 E
3.28 D
3.29 A, C, D
3.30 B, C, D
3.31 C

Einfachauswahlaufgaben

3.32	C
3.33	A
3.34	E
3.35	E
3.36	D
3.37	A
3.38	B
3.39	C
3.40	A
3.41	B
3.42	E
3.43	E
3.44	A
3.45	A
3.46	B
3.47	A
3.48	D
3.49	B
3.50	D
3.51	C
3.52	E
3.53	C
3.54	B
3.55	C
3.56	A
3.57	C
3.58	A
3.59	E
3.60	E
3.61	B
3.62	B
3.63	A
3.64	E
3.65	A
3.66	C
3.67	A
3.68	C
3.69	D
3.70	B
3.71	D
3.72	A
3.73	C
3.74	D
3.75	D
3.76	C
3.77	D
3.78	A
3.79	A
3.80	B